脳性麻痺とジストニア

——整形外科的選択的痙性コントロール手術——

松尾　隆　著

創　風　社

はじめに

脳性麻痺は美しくふっくらと力強くバランスよく治る時代になりました。

どのように難しい脳性麻痺特有の障害でも整形外科の正しい手術で正常の体のやわらかさに近づけ，姿勢も動きもよみがえってくるようになったのです。あなた方が苦しんでる生まれてからすぐ起こってくるクロスの股関節変形もやわらかく，美しく股を開いて，立ったり歩いたりできますよ。クロスの痙性麻痺も治ります。膝の曲がりも，膝のつっぱりも，内捻れも軽く正常のレベルに美しく治ります。一方，延長する腱の長さも 1960 年代から緻密に検討され，丁度いい長さに延長の長さを決め，延長することにしています。

アテトーゼ脳性麻痺の頸の捻れと痛みとしびれも完全に捻れがとまり，痛みやしびれもとれます。 アテトーゼでにぎりしめられた指も自分の思うように動かせる様になりました。肩のあがりの悪い苦しみも治ります。背中の曲がる側彎症も美しくやわらかく治るようになっています。もちろん反りも適切に緩めることができます。

諦めてはいけません

ただし正しく治療をすればという条件がつくのです 。正しく治療すれば美しく，やわらかく，力強く治ります。約束できます。

脳性麻痺の全身にわたる変形とか痛みとかしびれとか苦しみは専門家の整形外科医の私から見る限り，ほとんどこれまでよくなるということはなく，治療のあとも曲がった姿勢のままでよくなっていないというのが実態でした。具体的にもっとも治りにくかったクロス変形をみてみましょう。

クロス変形が脳性麻痺によく見られる代表的な治りにくい変形・姿勢ですね。この変形が，美しく正常に近づいて治ったという方を見た方がおられますか？そう，クロス変形が手術で美しく正常に近くよくなったという子どもをみたことがありますか？

整形外科では私は見たことがなかった。私自身の手術を含めて，整形外科では見たことがありません。 スタイルよく歩けるように装具なしで歩けるようになった人がおるでしょうか？ 私の期待はこれまでのところ，報われているとはいいにくい。整形外科医から見ますと，あらゆる治療は絶望，絶望，また絶望でした。

医療とはもともと患者さんの苦痛をある程度，患者さんとその周辺の人を満足させる施術であるはずですね。しかし，脳性麻痺に医療をほどこし，脳性麻痺にかかった人を内部からみつめる医師から見ると整形外科，脳神経外科などそれぞれの施術は頑張っていることは充分に認めますが，合併損傷も大きく合併症状を上まわる治療が開発されているかどうかにも疑問があります。実に医学的には得るものと失うものを天秤にかけて見る時，寂しい分野の医学なんですね。難しい分野でもあるのです。さて，では何故全世界的に期待されている整形外科が期待を裏切っているのでしょうか？次頁を読んで下さい。さてでは何故期待されている手術が期待を裏切っているのでしょうか？不思議に見えますが，一見滑稽な風景でもありますね。全世界の科学者が医学者として整形外科医が力を込めて治そうとしていた脳性麻痺のクロス変形をやればやるほど独特のクロス姿勢は決してとる事はありません。股の内ねじれだけは大腿骨の回旋骨切り術で治るけど，立たせた時の内転クロスだけは決して治す事は出来ないのです。私の56年間の観察です。

一方でこの美しく治すことの絶対に出来なかったクロスが私たちの運動医学・整形外科手術でそれはそれはスタイルよく，ふっくらと人間らしい動きでバランスよく，正常な人間に限りなく近づけて治せるようになっているのです。整形外科にとっては夢のような時代になりました。頭の先から，手指まで，そして足の先までその人の持っている全部の動きも回復できるのです。しかし，そのためには整形外科医はもとより，お父さん，お母さん，あなた方も必死にこのよくなる治療のあり方を勉強して，この昔からの悪夢の治療を避けて，二度と美しい体になれなくなることのないようにしなければ，あまりにも子供たちが可哀そう。本人達も可哀そう。さあ親たちも勉強する責任もあれば整形外科医も充分な情報をお父さんお母さん方に提供する役割もはたさなければならない。

お父さん，お母さんへ

お父さん，お母さんが感じられるように，医学のどの分野でも脳性麻痺のクロスは美しく治せない難しい課題です。しかし大変ありがたいことに，正しく整形外科の分野で脳性麻痺の人の体あらゆる部分で，硬い緊張だけを特別により分けて切りとり，長内転筋と短内転筋を残してやわらかい体を生み出すことが出来るようになったのです。かたいつっぱった筋だけをより分けてこれをやわらかい筋に変えることも出来るようになりました。それは素晴らしい発見でした 。

① 頭・頸も
② 体・胸・背・腰・腹も
③ 肩・肘・手首も
④ 手指・親指も変形がよくなり美しい形によくなっています。
⑤ 股関節のクロスも
⑥ 膝のまがりも，つっぱりも，足の変形も，足趾の曲がりも，美しくスタイルがよくなり，ゆったりと軽やかに動けるようになれるのです。
⑦股関節，足•足趾も

その内容はこれまで
① 脳性麻痺相談室，② 脳性麻痺機能改善の話，③ 脳性麻痺・脳卒中・ジストニアの整形外科治療，④ 小児麻痺クロス，尖足，内捻り歩行の痙縮治療，のホームページで少しずつ紹介してきました。
いずれも治療が進化し，よりうまく治療が出来るようになった発達段階の現状をお伝えしてきたものであります。ご愛読ありがとうございす。

そして今回，脳性麻痺のあらゆる悪い症状をすべて治せる段階に到達したのを機会に，私自身のホームページとして発表することにしました。
どうしたら美しく，やわらかく，力強くクロスを治せるか？　どうしたら失敗する立場にならず，あなた方の子どもを美しく豊かに育てられるか。その基礎となる脳性麻痺の整形外科治療についてよりく詳しい情報を提供することにいたしました。

より美しく自分のお子さんを治したいと思われるお父さん，お母さんは，直接私宛に治療を申し込んでください。私の技術で治せるところは全部治します。現在までに失敗例はありません。頚部筋解離術および三椎間固定術も駆使したりもします。

追伸：私の治療グループの中には，同じ手術手技で治療するグループの福岡真二 Dr 園長（福岡県立粕屋新光園園長），岩瀬太 Dr（南多摩整形外科病院）および松尾篤 Dr（佐賀整肢学園，こども発達医療センター）がおりますので，私（松尾）が参加しない場合でも，皆様のために最善の治療が提供出来るものと確信いたしております。

2020 年 5 月　松 尾　隆

連絡先
HP• アドレス http://osscs-tm.com/

目　次

ここに治療を受ける人への advice があります。
すべての脳性麻痺者はよくなります。

第Ⅰ部　続・脳性麻痺相談室

第Ⅱ部　ジストニアは整形外科でもやわらかく治ります

第Ⅰ部

続・脳性麻痺相談室

Ⅰ－1　脳性麻痺を治す整形外科治療

美しいスタイル，ふっくらとやわらかく動き，体を支える力強さをプレゼントし，頸，肩，腰全体の痛みをとり除く整形外科医療。

脳性麻痺（ジストニア）とはつらい病気ですね。
① 決して美しいといえない全身の姿勢と関節，体幹のねじれ
② こちこちとかたく思うように動かせない不自由な動き
③ 力の弱さ
④ 年齢とともにおこってくる全身の関節の痛み

どれをとっても力強く生きていく力を奪い去り，命が縮められ，生き生きとした尊厳ある生き方が否定される。正常化を目指す試みには届いていないか，に見える。

動きの悪さをもって生まれてきたわが子をかかえて，効果的な治療を求めるご両親の皆様に，多少とも正常に近づき，生きる力を与える医療が与えられにくい，難しい運動異常をもった病気ですね。

何か頼りになる治療法はないのか，近代医学 200 年の歴史の中で未だ絶望の淵に沈みこんだままにいるかに見える脳性麻痺の機能改善医療。

しかし，麻痺に苦しむ少年，少女，青年，壮年，ご高齢の皆さん，そして麻痺をもった幼児をもつお父さん，お母さん，諦めないでください。

麻痺など動きの異常を治療する近代医学は，運動医学を担当する整形外科の中で，大きく前進してきています。

脳性麻痺をもった方々から脳性麻痺の緊張したかたい動きの部分を抜き去り，より正常に近い動きと体のスタイルを引き出す本当に科学的な外科治療が完成しつつあります。

脳性麻痺のもつあらゆる形の異常，動きの異常を体のすべての関節でより正常に近く変えていきます。例外はありません。

どのように軽い異常も，また重い異常もすべて軽減させ，痛みなど色々な関

節の苦痛を軽くする事も可能という革命的な近代の医学です。

脳性麻痺という動きの異常をもった方々が私たち整形外科医の前においでになった時，すべての患者さんが治療され，正常に近づき軽くなります。全身のあらゆる部位で治療が可能になっているのです。夢の治療がほぼ完成しつつあります。

さあ，一緒に勉強しましょう。私どもはすべての方に機能の改善された満足感をじっくり実感していただければと思っています。

Ⅰ－2　脳性麻痺（ジストニア）の治療に携わる整形外科医へ

脳性麻痺という難しい運動障害疾患に携わる気鋭の整形外科の先生方に，1965年代からこの仕事に参加した仲間の1人として私が感じた脳性麻痺の整形外科について1つの経験を語ることをお許しください。

50余年という期間，この治るとは思われない難しい疾患の治療に，そして科学に取り組んできたという，その長さに免じて，運動医学者の感想として聞いて頂ければ幸いです。

まず始めに，私の脳性麻痺治療の能力についてお話しすることから始めさせていただきます。

写真1―1ab（動画001，002）は歩けない，最初の一歩がなかなか踏み出せない4歳の男の子です。両側の股関節，膝関節の治療が終わるとすぐにスタスタと歩き始め（動画003，004），2～3ヵ月後に走ることも可能になりました。右股は内ねじれもとれています。右股内ねじれが少し残り，さらに治療が求められていますが，今では，このように歩けない子どもたちも次々に選択的痙性コントロール手術で歩けるようになりました（写真1―1cd）。

写真1―2は，私が約14年前に治療した少年です。今よりも治療法は不充分だったのですが，歩行器移動から杖なし歩行で普通校に通えるようになりました。両股，両膝，両足の手術を終わり，両肩の手術の後，スタスタと歩き始めました（動画005, 006）。両肘の橈骨小頭脱臼に対し観血整復術，尺骨骨切り術，円回内筋腱延長術を行い，さらに体全体が安定しています。

選択的痙性コントロール手術は体のどこにでも使うことが可能で，しかも広く行うほど体全体の安定性，軽やかさが増してくるのです。

ところで先生方，脳性麻痺は美しくやわらかく，力強く，随意性高く，人間の姿らしく治っていますか？

そう，科学的に治すと，脳性麻痺という運動障害，姿勢異常は麻痺のない人に限りなく近く，スタイルよく，力強く，ふっくらと治せるのです。人の中の硬い緊張を抜き去ると体に余裕が生まれ，より人間性を豊かに高めることができるようになるのです。脳性麻痺治療の考え方を本人の尊厳を高めるという風

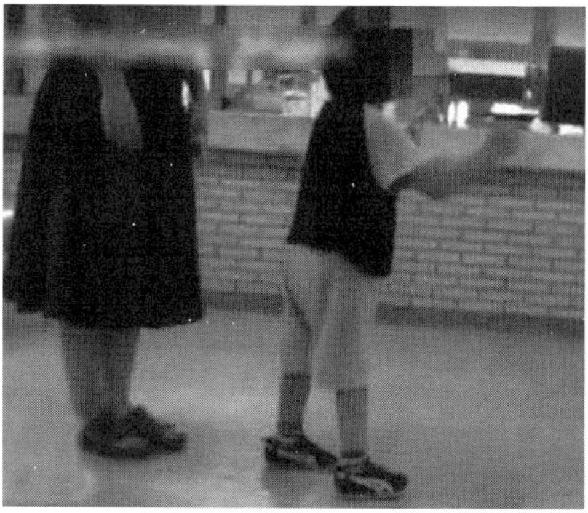

a.

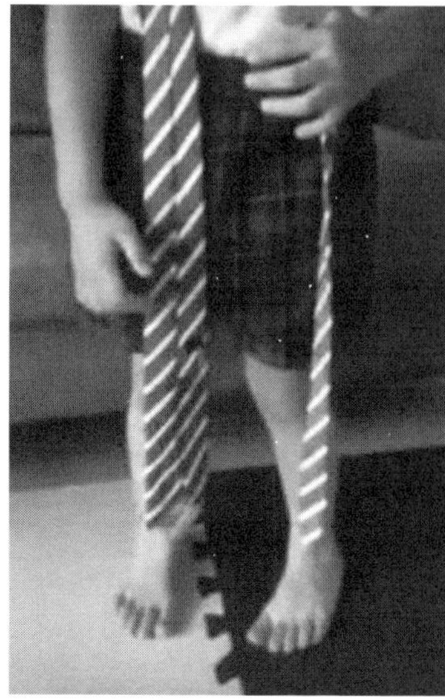

b.

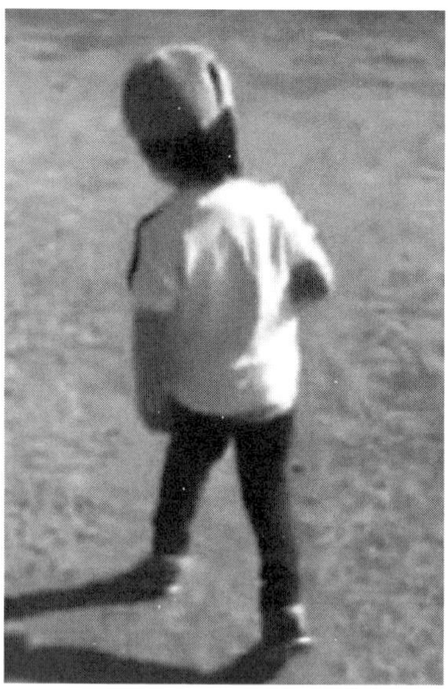

c.

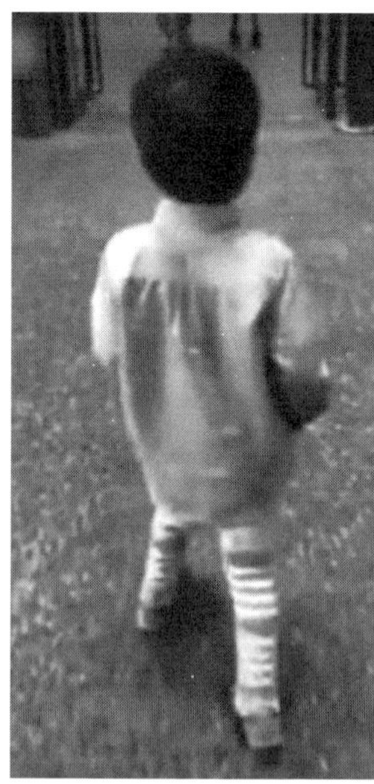

d.

写真１―１（動画 001 ～ 004 より）

a.b.：独歩不能（両肢屈曲，半張膝，両尖足あり）。

c：歩行開始。股膝手術後。

d：歩行開始。足の手術後，さらに良くなった。

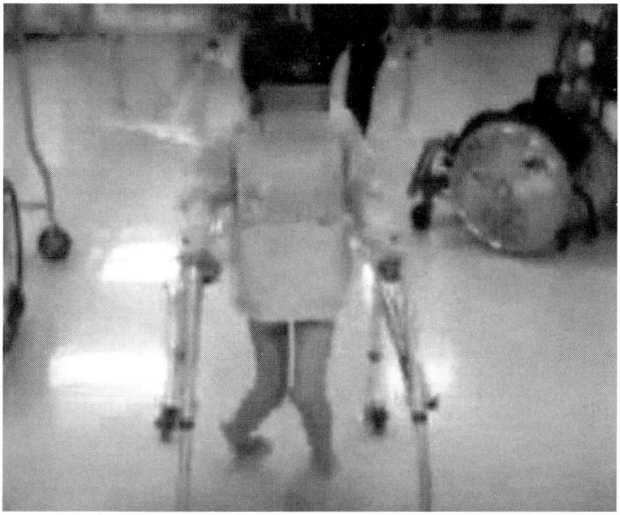

a. 術前。歩行器使用中。

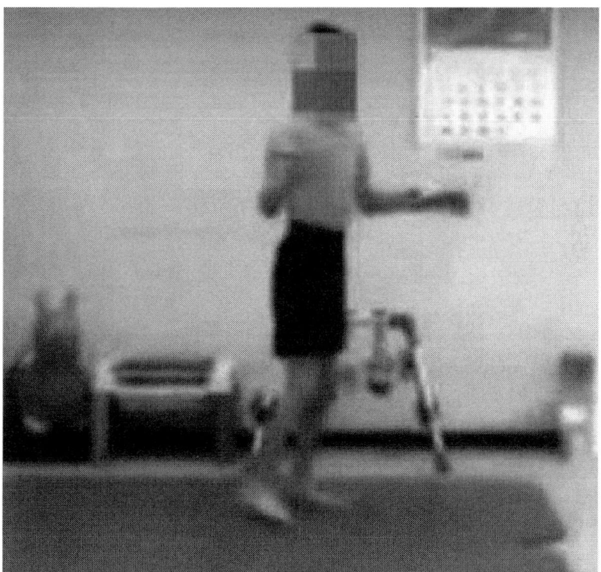

b. 股関節術後。ロフストランド杖が不要になっている。

写真１―２（動画 005，006 より）　杖なし歩行で普通学校に通学中

に変えていける，と思います。

脳性麻痺のスタイルと動きを人間の姿らしく，人の動きに限りなく近いやわらかい動きに変ることで，体として窮屈でなくなり，心の余裕が出来るのでしょうか。人としての尊厳をより豊かに保つことができます。体のあらゆる部分でスタイルと動きの正常化が可能になりました。

今，脳性麻痺の治療の中で，整形外科はあらゆる痙性を選択的にとり去り，麻痺の体を正常に限りなく近づけるという科学，医学を生み出す先端にいます。

一方で，整形外科の中にも昔からの古い整形外科が色濃く残っています。

内転筋腱切り術，アキレス腱腱切り術，かえって股関節や足の支える大事な機能をなくしてしまう昔からの腱切りしか出来ない整形外科が続けられている。この腱切り術は子どもたちの持っている大事な体を支える機能を壊している困った手術ととらえられます。あらゆる機能はこの２つの手術がなされると全く駄目になる。子どもたちがもっている怖い話です。この昔からの手術を単に非難するつもりはありません。しかし，この古い治療の怖さは一般に認識されないと，脳性麻痺患者さんにとっては悲劇になることを私たち整形外科医はもっと真剣に認識したいものです。

早く昔からの，内転筋腱切り術，アキレス腱腱切り術，母指内転筋腱切り術，大胸筋全腱切り術などの機能低下をする手術をやめ，より科学性の高い，麻痺の人たちの人間性，尊厳を高める手術を展開することが求められるのではないでしょうか。

全世界的にはクロス肢位歩行の治療では内転筋腱切り術と大腿骨回旋骨切り術の組み合わせは盛んに行われています。この手術の組合わせはどの整形外科医も簡便に出来るという良さがあり，広く行われているようです。でも私は内転筋腱切り術は股関節で体幹をしっかりまっすぐ保持する短内転筋，長内転筋の力をなくす最悪の手術ととらえています。ですからこの２つの手術の組合わせはよろしくないととらえています。

内ねじれはこの手術では治ってもクロスは本当にやわらかく治るのだろうかと疑問に思っています。でも次善の治療として外国でほかの治療よりはよいととらえられるのでしょうね。しかし，内転筋を切る手術を組み合わせる限り，安定性の豊かなクロス股関節内ねじれは決して親が満足する内容にはならず，外国の整形外科医の自己満足に終わるのではないでしょうか。本邦の整形外科医がクロス治療にどの治療法を選ばれるかとすれば，私たちの提唱する長・短内転筋を温存した選択痙性コントロール手術がお勧めです。丁寧に一歩一歩ひとつずつステップを治していけば，美しいスタイルにたどり着くこと間違いなしです。

皆さんはクロス内ねじれ股の選択的痙性コントロール手術を習熟し，皆さんの所で世界の整形外科医が勉強に来られるよう準備されてはいかがでしょうか。

日本の整形外科医がこの混乱して効果のない内転筋腱切り術に終止符を打ち，効果の美しい脳性麻痺クロス治療を脳性麻痺の方々にプレゼントする。世界のリーダーになってください。

I－3　医療の大革命：脳性麻痺の整形外科治療，神さまがいた !!腰椎が動いた !!

どんな脳性麻痺障害もすべて治る

脳性麻痺とは難しい病気ですね。再生医療を中心に雨後の竹の子のように色々な新しい治療が報告される。

しかし，50 数年の私の整形外科としての目から見ましても患者さんが満足し，形がきれいになって，動きもよくなる，どのような変形も治せるという夢の治療法は残念ながら現れて来なかった。そんなに簡単に治る病気ではないようですね。脳性麻痺になったらもう治ることはないんだ，という諦めの感じの漂う病気のようですね。恐い，つらい病気でした。永遠に椎間は動かないと思ってた。

しかし諦めないでいい。科学の発展した現代において，どうやらこの難解の運動異常の病気も運動医学の中心である整形外科という科学の手で夢のように治るようになったのです（ジストニア）。

しかも特定の変形だけでなく，体のあらゆる部分の変形がすべて美しくなり，やわらかく，力強く，自分の思うように動かせるようになったのです。

・股関節のクロス，内ねじれも
・膝の曲がりも
・膝のつっぱりも
・外反偏平足も内反足も尖足も

どんな足の変形もきれいに正常の形に戻せます。力もついて立ちやすくなります。

・背中，腰の反りも，
・猫背変形も，
・背中のまがりの側弯も少なくなります。腰椎がやわらかく動くのです。
・肩のひき，肘の曲がりもつっぱりも，
・前腕の内ねじれ，手首の内曲がりも，
・おやゆびの曲がり，内曲がりも，硬さも，
・手指の曲がり，反りも，

やわらかく思うように動ける指へ変わっていきます。

・頸の反りも，ねじれも，

自由自在に治る時代，すごい時代になりました。

全身のあらゆる部位の変形や動きの悪さをひきおこす，かたい緊張した筋だけを一つ一つ緩(ゆる)め，緊張を抜き去り，正常に近い動きを残された単関節筋の働きを回復出来るようになったのです。例外は全くありません。

また全身性の反りや曲がりも，一つ一つ悪い場所を丹念に治していけば全てより正常に近い形に，そして動きに変えていけるようになったのです。

このようにあらゆる脳性麻痺そしてジストニアの運動障害が治ることになったことを記念して，この治療法について若い整形外科医が運動医学の先端医療として取り組んでいます。これをさらに広げ，日本中のそして世界的の脳性麻痺（ジストニア）の患者さんに使われますように，私の所でこのホームページを使って紹介していきたいと考えています。楽しみに読んでいただければ幸いです。とても科学的で，科学がこんなことも出来るようになったと喜んでいただけると思っています。科学の中に運動医学という面白い分野もあることを楽しんでいただければ幸いです。

神さまが私たちの整形外科治療の中にいたのですね。そして皆様。これを世の中に広めるために協力して下さい。

I－4　気鋭の整形外科の先生方へ

50 数年の脳性麻痺の整形外科治療の歴史の中で，私たちは人が筋，関節，骨格の精緻な筋バランスの中で立ったり走ったり出来るのを知り，この精緻な筋バランスを正常化する運動医学，動き医学を専門医学整形外科で追求してきました。

あらゆる脳性麻痺の異常な動きと緊張は一つ一つ丁寧に取り去り，正常の動きを生み出す医学が現実のものとなりつつあります。

しかし，クロス，内ねじれ姿勢の矯正一つを見ても，具体的に一本一本の筋線維の異なった機能を把握し，これを正確に整形外科という手術療法で正しく正常の動きに近づけないといけません。

大事な体を支える筋線維は一本といえども無造作に切り離すことのないような脳性麻痺の方々の機能に対して責任ある態度と手術手技が求められると思うのです。クロス治療も単なる長・短内転筋の腱を切って喜んでいる時代ではないと思うのです。

今私のところに小さい頃に内転筋を切った 15 歳の少年が治療を求めてきました（写真 1 — 3）。凄い内旋変形をしています。これを治したいと思っても，何をしても絶対に治らないのです。駄目なことを分かった上で，そのほかの内旋筋を緩めました。しかし残念なことに内ねじれは治りませんでした。長内転筋はよく機能を考えると外旋筋なのですね。内旋にならないように外旋筋として働いているのですね。しかし私を含め，昔ながらの整形外科医は短内転筋も長内転筋も内旋筋と考えバサバサ切っていたのです。今なお脳性麻痺の治療では，先進国でも長内転筋をまず切っています。その上で骨切り術などして満足しているかに見えます。

先生方，よくよく短内転筋と長内転筋の機能を科学的に内旋か外旋かを考えてみられませんか。

よく考えて長内転筋および短内転筋を温存した整形外科手術をマスターし，世界中の長内転筋を切る脳性麻痺の整形外科を“がらくた”として捨て去る取り組みに参加してみませんか。世界のリーダーになって脳性麻痺の運動医学・整形外科の先兵として大きく羽ばたいてみられませんか。

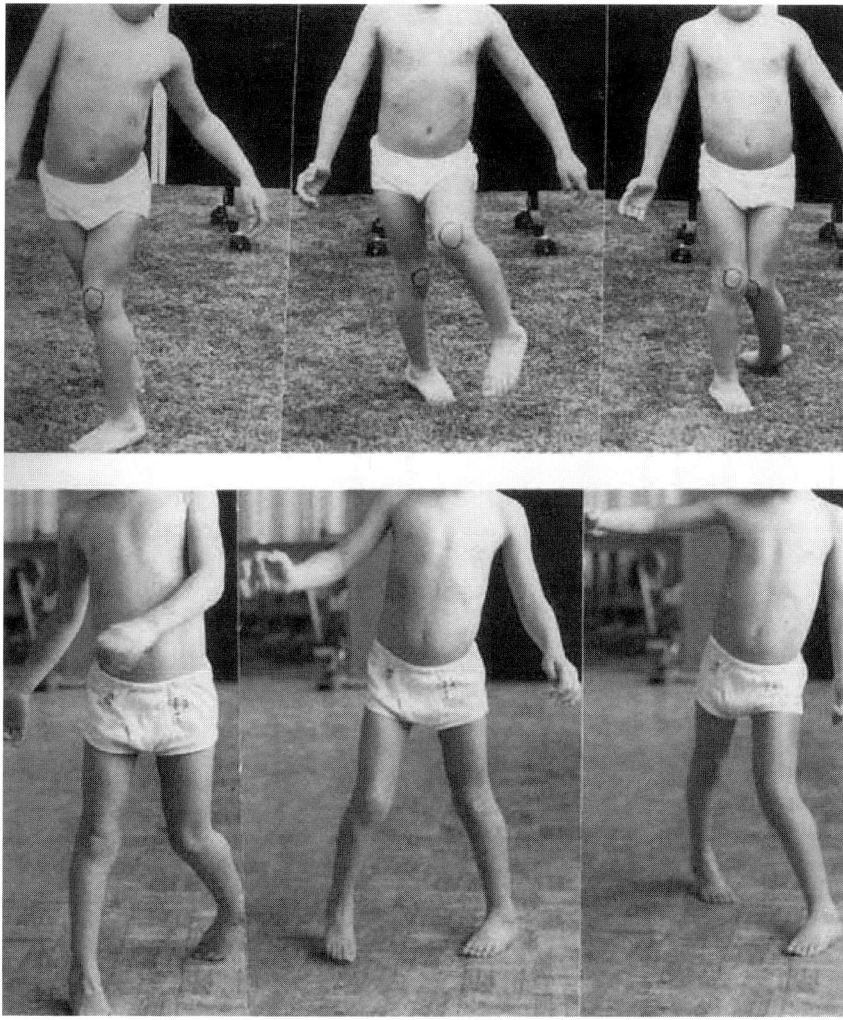

写真１―３　閉鎖神経切除後の不安定歩行

上段：９歳男子，痙直型両麻痺，かがみ肢位歩行。

下段：術後，内旋歩行残存，両下肢は過度に外転し，術前に比し体幹の動揺が大きい。
かがみ肢位を治す事が出来ない。

脳性麻痺の手術で異常な動きが治らない暗黒の時代は終わりました。脳性麻痺の整形外科治療の先兵として第一線にご活躍の先生方，充実した毎日をお過ごしのことと心強く思っています。多くの先生方のご参加によって大変充実感のある脳性麻痺の整形外科という学問を共に楽しめることを嬉しく思います。

ところで先生方，脳性麻痺に対する整形外科という学問，治療医術に対しどの程度の意義，価値観をお持ちでしょうか？

その昔，私が整形外科医として脳性麻痺の治療に取り組んだ頃のことですが，「整形外科で脳性麻痺を治すことは出来ない」「手術そのもので機能をあげることは出来ない」といったうら寂しい考えが横行する時代でした。極端な話をすれば「リハビリを効果的にするために変形，拘縮を除くため」とか，「諸外国の先生などは装具をつけやすくするために整形外科手術をする」とか，「介助者が介護をしやすくするために手術する」とかといった寂しい，暗たんとなるような低い意義のために手術をすると言われてきました。

脳性麻痺を治そうとする若い整形外科医にとって暗たんとしたつまらない環境であったような気がします。多くの整形外科医がこの仕事から去っていったような気がします。その時代は確かに何も機能を上げる手術はなかったのです。仕方なかったのです。整形外科医にとっても患者さんにとっても絶望の時代でした。でもこれだけでは先端的医学を学んだ整形外科医が本当に満足出来るでしょうか？

今でも似たような考えで「手術によって機能をあげるのでない」「変形，拘縮を除いてリハビリを効果的に行えるようにするための手術」と考えていらっしゃる先生もおられるかもしれません。古い，50 年前の治療の考え方を引きずっておられる方も存在しえます。

海外に目を転じますと，50 年前と何にも変わりません。アキレス腱延長＋長内転筋切腱，装具といった治療が相変わらず主体的に語られています。これが最高と考える学者がいるようです。

しかし，現在脳性麻痺の治療に取り組まれる先生方はもっともっと患者さんの治療に責任を持って「あなたのお子さんの体は良くなるよ，機能も驚くほどよくなるよ」と語られ得る時代になっていると私は思います。

私は「手術で治せる」と自信をもって，責任を持ってご本人にいえる整形外科でありたいと思います。もう現在の小児整形外科学の力を持ってすれば，脱臼，変形，拘縮の矯正は完璧に正常に近く戻せます。硬い，大腿薄筋というつっぱった筋は切り離し，長・短内転筋というやわらかい体を支える筋だけを体を支えるためにのこします。こうしてふっくらとしたやわらかい体，手足を生み出します。動きがのびのびと出来るようになります。体を支え垂直位をしっかり保つやわらかい筋は一本も切らず残します。これを抑えつけるかたい筋を切り離すので，体を支える筋は力を取り戻します。力を生み出すやわらかい動きを引き出す手術が整形外科で可能になりました。腰部ものびのびした日々がおくれます。こうして下半身の中心を力強く立てるようにするのです。

このように胸を張って患者さんや患者さんのご両親に語れる整形外科を目指し，これを先生方と世界に向けて発信していきたいものです。

「手術で治せない」という寒々しい話ではなく，「手術でよくなる」と自信をもって語りつつ生きていきたいものですね。日々研鑽を積み重ねで最新の運動医学，動きを変え得る自慢の整形外科をともに形づくって行きましょう。ジストニアも形を見て，形に応じて悪い所を切り取るつもりで頑張りましょう。

Ｉ－５　本当に脳性麻痺（ジストニア）は整形外科手術で治せるよ

気鋭の整形外科の先生方，アテトーゼ頸の整形外科的痙性コントロール手術をした写真１—４の患者さんを見ていただけますか。その昔「脳性麻痺は手術では治せない，変形，拘縮を少なくして全体の機能を上げるためのリハビリをやりやすくする」といった貧しい敗北的な寂しい理念が語られ，整形外科で得るものの少なさに暗たんとした思いをした時代がありました。脳性麻痺の整形外科治療を目指す整形外科の若い医師にはあまりにもやる気を失わせる理念でした。

多くの有能な整形外科医が本当のやる気を失い脳性麻痺の治療分野から他の分野に転進していきました。寂しい貧しい学問だったような気がします。しかしながら途方に暮れることなく，後に残された栃木療育センターの神前智一先生，石川整肢学園の野村忠雄先生，千葉リハビリセンターの上原朗先生たちとともに，はっぱをかけてくださる石川整肢学園長辻成人先生，初代南多摩整形外科病院長和田博夫先生にも支えられて，何とかこの低迷する脳性麻痺の整形外科治療を脳性麻痺の障害に苦しむ方々へ，本当に医学らしく治せる医療に変えようと取り組んだ時代があったかに思います。

その間，脳性麻痺の苦しみを本当の意味で取り除こうと考える多くの先輩方の支え，同輩たちの協力，気鋭の若い先生方の熱情が一つにまじり合って，ここ 50 年間脳性麻痺整形外科治療に大きな明るい，豊かな進歩がありました。あまりにも明るい大きな第一歩なので，あらためて気鋭の先生方とその良さを再検討出来ればと思いました。写真 1-4 の右，左の写真は頚椎の後方解離を行った過程を持っています。

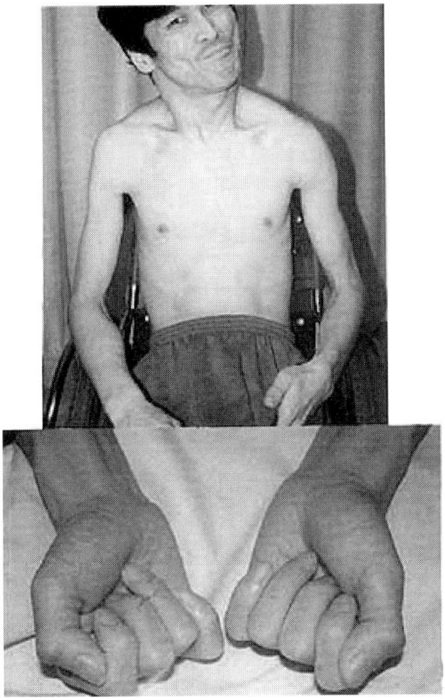

a. 術前

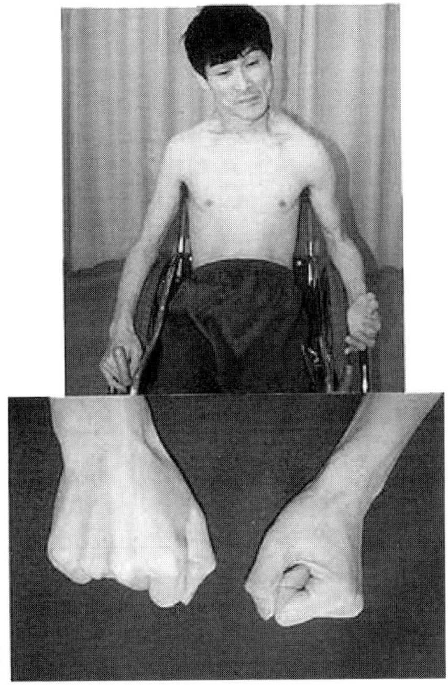

b. 術後

写真1—4　アテトーゼ患者の頚椎性脊髄症とその治療

47歳男子，アテトーゼ四肢麻痺

a. 強いアテトーゼ不随意運動が頚部にみられ，頭部が右に傾いてある。両肩，両上肢に放散痛，前腕に筋委縮，筋力低下，手袋状の知覚麻痺，両下腿に靴下状の知覚鈍麻，両下肢に著明の痙性亢進があり歩行不能になり，車椅子に乗っている。膀胱直腸障害がある。握力は右4kg，　左2kgである。

b. 緊張筋解離術後，放散痛，筋委縮，筋力低下，手袋状の知覚鈍麻,，両下腿に靴下状の知覚鈍麻は軽減し，立位保持が可能になった。膀胱直腸障害は消失した。握力は術直後，右18kg，左16kgに回復した。写真のなかでリラックスした表情とかたい手の握りが確認できる。

Ⅰ－6　最新の脳性麻痺整形外科治療ではどんな事が良くなる？

写真１—２（17 頁，動画 005，006），１—５（動画 007，008），１—６（動画 031 ～ 034）までの治療例を見てください。今お話を始めたクロス，内ねじれの変形肢位も夢にまで見たまっすぐのふっくらとした肢位に変っています。また絶対治ることなど考えられなかったねじれて横に倒れやすいアテトーゼ頚も頭が横に倒れることなく，まっすぐ垂直位に安定位に保たれながら治っています（写真１—18）。それは凄い整形外科の充実です。少しだけ脳性麻痺に対する整形外科の力の凄さを語ってみます。

現在整形外科で医学として科学として脳性麻痺が治ると言えるところまできているテーマを書き上げてみます。

① 変形，拘縮はやわらかい筋だけを残すことによってより正常に近く矯正されることになりました。股関節脱臼などもやわらかく美しく治っています。頚のアテトーゼ変形などもやわらかくふっくらと正常の形に近く治せます。もちろんクロス，股内ねじれといった姿勢異常も治ります。

② 動きの異常も正常方向の動きに変える。これが凄いですね。今までの医学は動きの異常をまったく治せていません。

・クロスの動きの異常
・内ねじれの動きの異常
・アテトーゼのねじれの動き
・アテトーゼの横，前，後に頭を倒す動き
・体を横にねじり倒す動き、（側弯症）
・指の不随意な動き
・肩の腕を後に引くかたい動き

これらを全て少なくしてしまい，正常に近い動きに近づけるのです。

③ 力を強める。もう１つ凄いのは，悪い動きを抜き去りつつ，決して力が少なくなりません。むしろ力が強くなって体をまっすぐに保って動かしたり，頭をまっすぐに立ったまま保持できるという夢みたいなことが現実のものとなっています。何よりも体を垂直に保つ力が増えて，寝たきりの人が立てるように

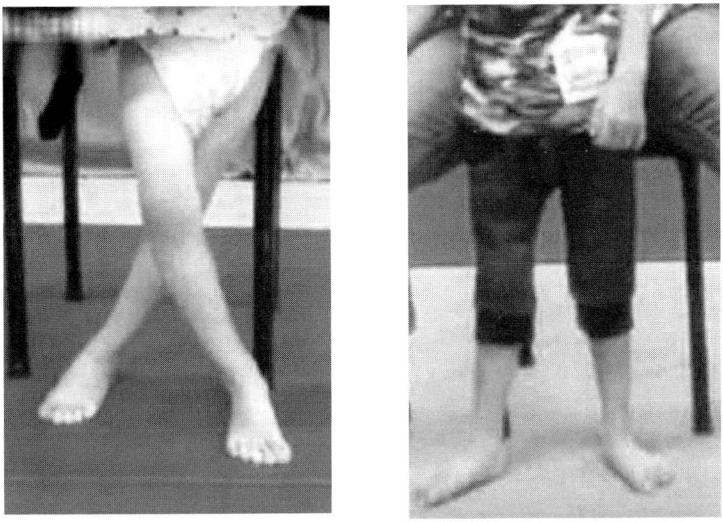

写真１—５（動画 007，008 より）　左：術前。右：術後。内転変形が力を入れても悪くならない。

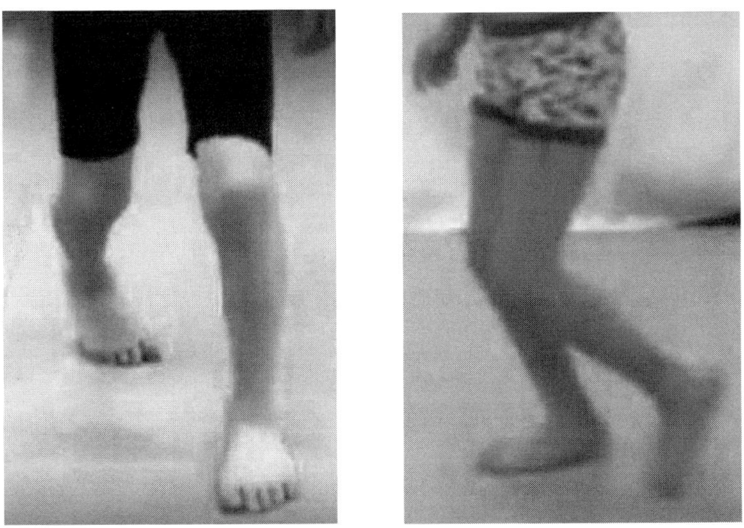

写真１—６（動画 031 ～ 034 より）　左：術前。右：術後。行動的になっても内旋変形は強くならない。

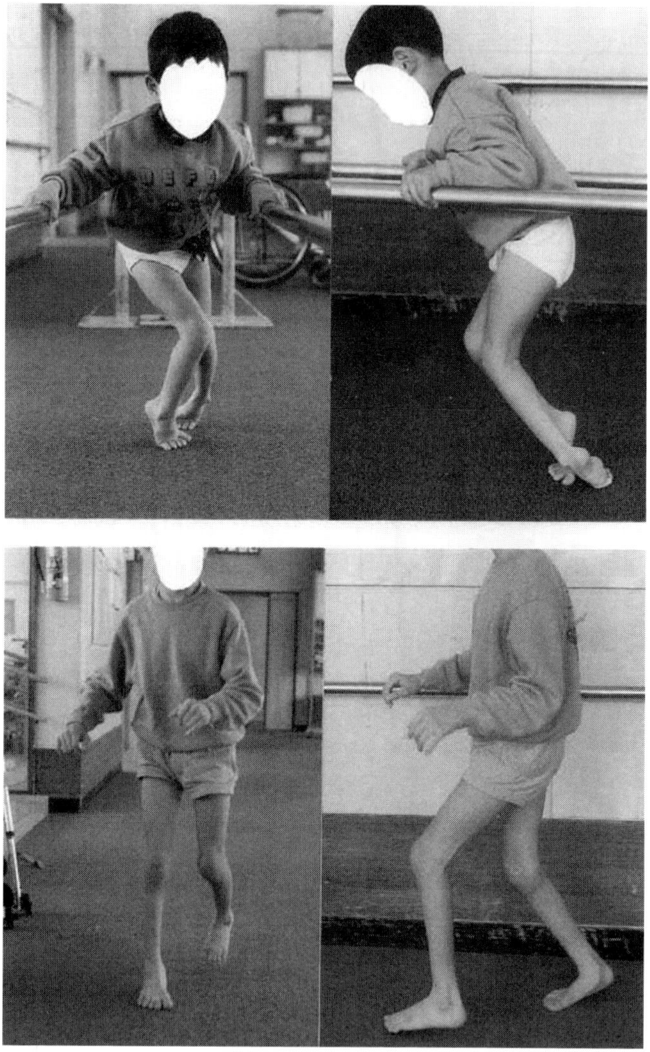

写真１—７　大腰筋選択的解離術後の安定歩行

上段：５歳男子，痙直型両麻痺，かがみ肢位で，両股関節屈曲内旋，両足尖足が著明である。

下段：両股関節緊張筋解離術，両膝緊張筋解離術，両足尖足矯正術後，かがみ肢位が少なくなり，ロフストランド杖歩行が実用化し，独歩も可能になった。腸骨筋を温存している。

なるということすら可能になっているのです（動画 011 ～ 014）。肩の手術をすると腕全体を頭の上に上げることも出来るようになります。写真１―２（17 頁）の少年は両肩の手術を，両股，両膝，両足の手術の後に組み入れました。そして今，とたんに杖なしで歩けるようになっています。実用性のある歩き方です。

④ 息がしやすくなる。とんでもないことも出来るようになりました。胸で呼吸をする肋間筋の動きを強めることも出来るようになったのです。肩の手術をします。広背筋という骨盤と肩甲骨の間を走るかたい筋があります。脳性麻痺ではこれがつっぱって硬くなり，肩甲骨と骨盤の間にある胸郭を締めつけ，肋間筋が働きにくくなっています。これを切り離しますと，外肋間筋という胸郭を広げる筋が働きやすくなるのです。すると息がしやすくなり，自分の体に自信を持てるようになります。また，同じように胸部を締めつける筋，腸肋筋という荒々しい筋が残っています。これも切り離すと体を楽にさせやすい。同じように胸郭を締めつける筋は，棘筋などいっぱいあります。

腰の反りを治す時，側弯症を治す時，強く緊張してこの息を押さえつける筋，腸肋筋を切り離しますとどの手術でも息が楽になるのですね。凄い効果です。こんな凄い効果を示す手術でもあるのです。お腹の手術，胸の手術，背中の手術でも呼吸は楽になるのです。体を外側から締めつける筋を切ると，簡単に息がしやすくなります。

体をまっすぐ支える筋はすべて切らずに残すので体の安定が悪くなることはないのです。夢みたいな明るい手術です。胸・腰椎の間に腸肋筋とか最長筋とかいう，つっぱった筋があります。これも切って動きを出しやすい。

⑤ 語りが楽になる。ものを言いやすくなります。呼吸が楽になりますと言葉が出やすくなるのですね。人との会話が聞き取りやすくなり，コミュニケーション能力が高まるのですね。肩，胸，腹，腰など体幹の手術はこのような楽しみをつけ加えます。

⑥ 硬い握りしめられた指が開き，指を思うように動かせるようにもなりますよ。指が正常近く動き出します。指はやわらかく動き始めます。

⑦ 肩，肘にやわらかさを出して自分でご飯を食べれるようになるといいですね。そのお手伝いができます（写真１―８，図１―１）。

⑧ 股関節の内ねじれ（内旋）歩行も意図的にまっすぐに歩けるように出来ます。これが一番難しい課題でしたが，美しく力強くまっすぐに前を向けて歩かすことが可能になったのです（写真１―１，16 頁，動画 001 ～ 004）。

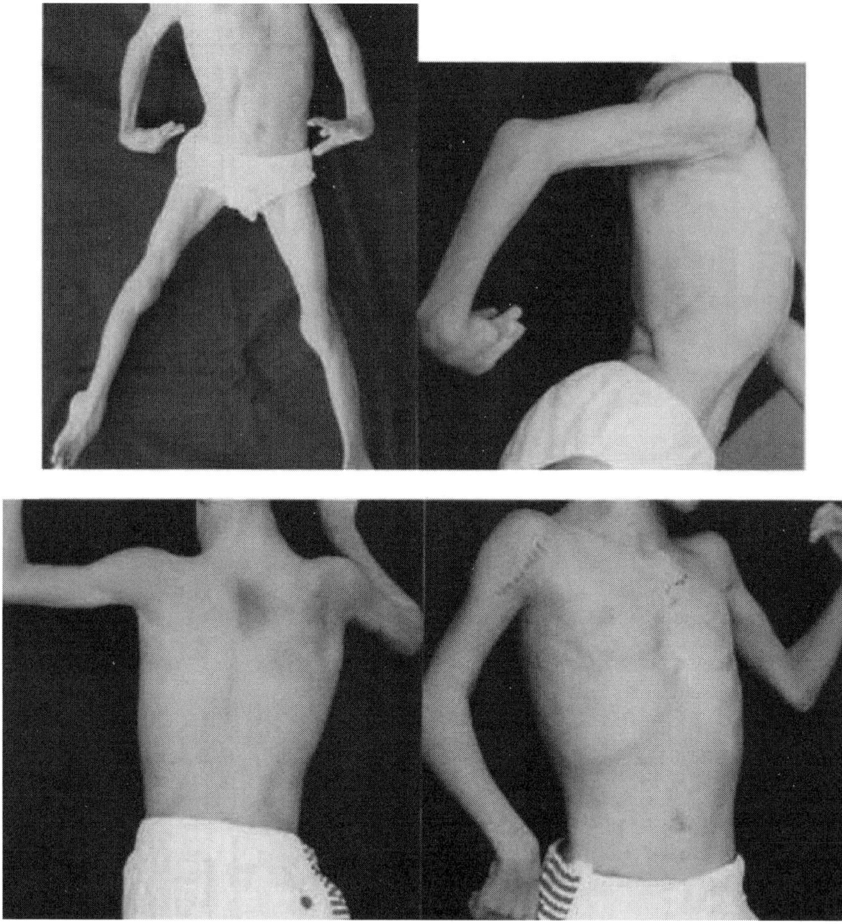

写真1—8　肩の引き変形に対する肩関節周囲筋解離

上段：12 歳女子，緊張性四肢麻痺。頚の安定性なし，肩の脱臼のために疼痛性の緊張が追加され，食事の摂取が困難となり緊急な緊張解離が求められた。上肢が後方に引かれ肩関節は脱臼している。筋弛緩剤では効果が得られない。全身性緊張性伸展パターンを示している。

下段：肩関節および肘関節周囲解離術を施行，脱臼の整復とともに筋弛緩剤との併用で全身性の緊張も寛解した。顎の緊張も緩んでいる。右股関節周囲筋解離を併せ，全身性緊張パターンの抑制を段階的に行っている。

図１―１　肩関節緊張筋解離術

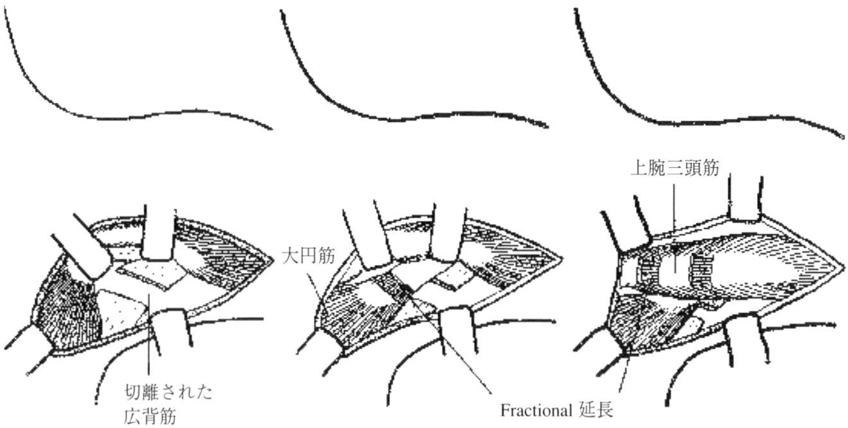

左：腋窩部後方進入による広背筋，大円筋，上腕三頭筋の展開，血管神経束を前方に避け，広背筋腱を出す。その後方に大円筋，上腕三頭筋を出す。広背筋を切離する。

中：大円筋筋間腱を切離する。

右：上頭三頭筋長頭の起始部腱部をできるだけ中枢で切離する。

今日は 60 歳になる男性が左足の内ねじれを治してくれと外来を訪ねてきました。私どもで何回かの手術をして両ステッキをついて歩けるようになったのですが，やっぱり左足が内にねじれていて，左足を踏み出す時に内ねじれに足が出て，しっかり踏み出すことが出来なく転倒しやすいというのです。このもと青年の内ねじれは 10 年程前に手術をしたのですが，うまく内旋が矯正出来ず瘢痕癒着もあり，今でも矯正の可能性がなく，やむなく何も出来ないので帰ってもらいましたが，やはり若い時にきれいに治しておきたいといえます。そこで膝のつっぱりを除く手術をします。

その治療法の大筋は最近になって完成しています。大内転筋切腱術と長・短内転筋温存術です。美しく治ります（写真１―６，29 頁，動画 031 ～ 034）。

⑨ 膝のつっぱり。膝の伸びたつっぱりがありますと，やわらかいふっくらとした衝撃を吸収するような膝のやわらかい力強さがなくなります。

この膝の硬さを取り去って，やわらかく，かつ体の重さを支える膝の手術が完成しております。肩の手術で局所の固縮した分をゆるめる脊椎管解離も可能になりました。もう１つの自慢の手術で，これでどの患者さんもやわらかい正常に近い歩きが出来るようになるのです。膝折れを起こさず弾力的な力強い膝

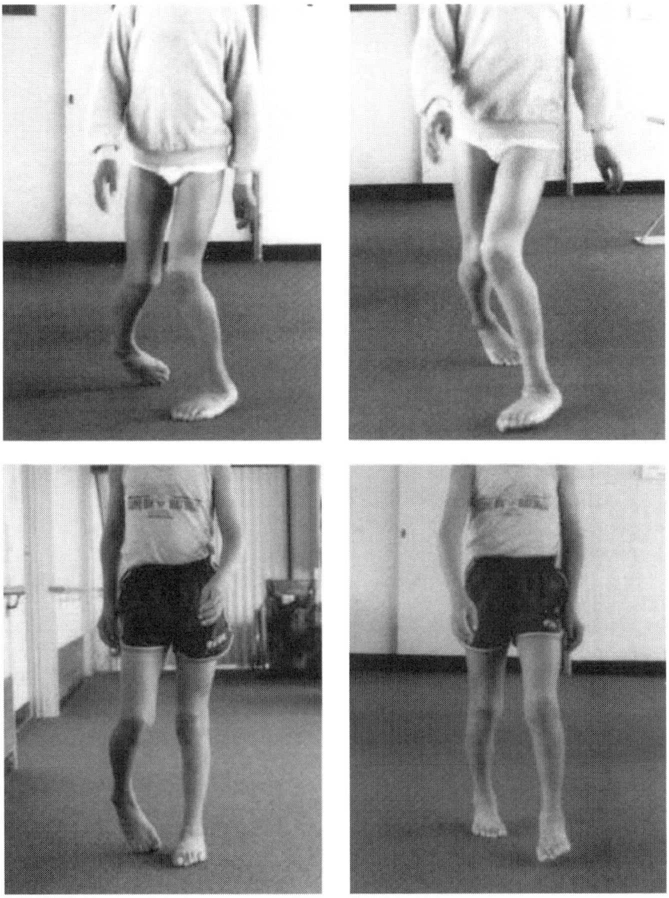

写真１―９　軽度かがみ肢位歩行に対する股関節周囲筋解離術

上段：12歳男子，痙直型両麻痺，独歩，かがみ肢位歩行。歩容改善を目的として治療。

下段：左関節周囲筋解離術および左尖足矯正術後，歩容および歩行の安定性が改善した。長内転筋は温存している。膝関節周囲筋解離を行っていないため，膝に硬さが残り反張傾向が残った。

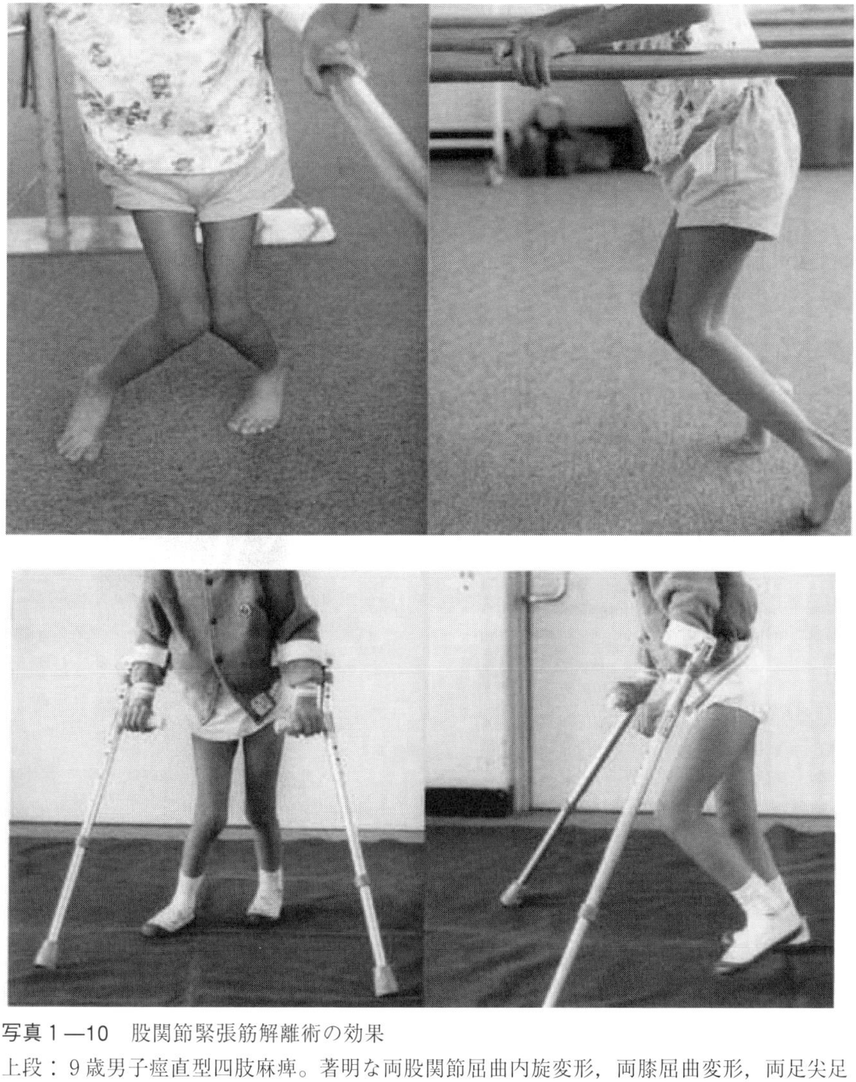

写真１—10　股関節緊張筋解離術の効果

上段：９歳男子痙直型四肢麻痺。著明な両股関節屈曲内旋変形，両膝屈曲変形，両足尖足がみられ，平行棒内だけで立位が可能である。歩行能力の獲得を目的に入園した。

下段：両股関節緊張筋解離，両膝緊張筋解離，両尖足矯正術により，かがみ肢位が軽減し，ロフストランド杖歩行が実用化した。

図１―２　人における単関節筋と多関節筋の働き

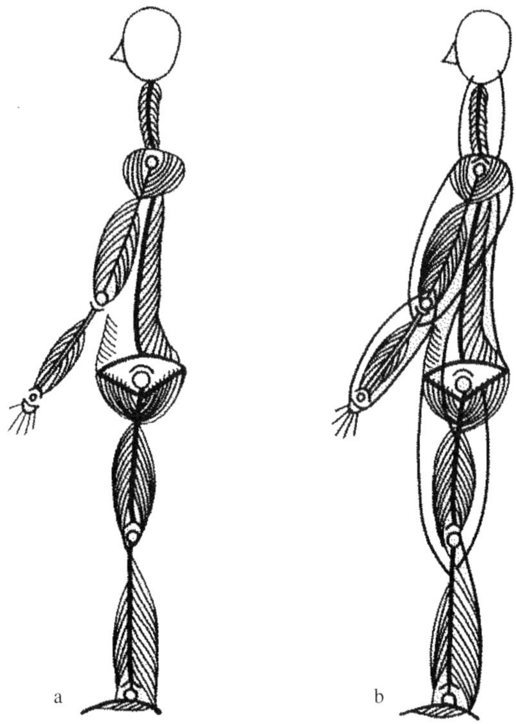

a. 単関節筋の働きで体を重力に抗して立位に保存する。
b. 単関節筋と多関節筋が全身に並存する。
関節筋と多関節筋の機能的差異（太線＝多関節筋）

を生み出してより正常に近い膝の動きを生み出すのです（写真１―９，１―10）。

脳性麻痺の方々の歩きを正常化し，この方々にやわらかい力強い歩きをプレゼント出来るという充実感のある治療になります。実際面ではどう大腿直筋とハムストリングとの間のバランスをとるかという微妙な問題がありますが，これは研修をされて把握していくテーマになります。

⑩ 足の安定（外反足と内反足を完璧にやわらかく治す）。腱移行は単独手術は硬い足内反，外反の動きをなくしてしまうので行いません。正常に近い安定した歩きを得るのには外反の動きと内反の動きが一瞬のうちに変えられるやわ

らかい動きをする足を準備しなくてはなりません。

やわらかいヒラメ筋，後脛骨筋，長腓骨筋，短趾屈筋，の力でしっかりと体を支える筋バランスを確立しなくては，力強い足は得られません（図１―２）。

しかし選択的痙性コントロール手術をしっかりマスターし，丁寧に，ある時は何回にも分けて痙縮をとる手術をしていけば，力強い歩きを生み出す足がうまれます。腱移行術を加える足だけでは，体をしっかり足の中心に瞬時にのせて支えるということが出来ません。腱の長い部分だけを切るという精緻な手術をして，始めて神がかりの安定性が得られるのです。写真１―13（40 頁）の成人の足はよりバランスのとれた足であり，これより杖なし歩行を実現させたのです。筋間腱延長術を使うのです。

⑪ 痛みを取る。脳性麻痺の方々が一生を生きる間，必ず苦痛で苦しむのが痛みです。

私どもの整形外科選択的痙性コントロール手術は，この死ぬほどの痛みを含め，脳性麻痺の方々の痛みをすべてとり去るという理念を可能にしてくれています。限りなく脳性麻痺の方々の痛みに苦しむ状態を少なくしていきたい。よく考えると，私たちの選択的痙性コントロール手術と従来の骨関節対応の整形外科手術の組み合わせ手術が，死ぬほどにも苦しむ痛みを和らげるのに最も有力な気がします。多関節筋の筋腱後行部切離がやわらかい関節を生み出します。

脳性麻痺の典型的な痛みを挙げてみましょう。

ｉ）股関節脱臼の痛みの治療と予防

むごい痛みですね。体がやせ細り，脱臼の痛みから逃げるために脱臼側を上にして寝る，下になった方の体は床にずっと押さえつけられて皮膚が圧迫されて褥瘡になります。褥瘡になっても股関節脱臼の痛みから逃れるためにじっとしています。といった強烈な痛みのようですね。選択的痙性コントロール手術で完全に痛みをとりさり，更に脱臼整復術，大腿骨内反回旋骨切り術，もう抜けてしまってどうしても整復できない人には大腿骨外反骨切り術等を行って完全に近く痛みを取り，やわらかい動きを取り戻すのです（写真１―11）。

ⅱ）足の痛み

脳性麻痺の内反足，外反扁平足，尖足，踵足，指の曲がり，外反母趾，とあらゆる変形をまずは整形外科選択的痙性コントロール手術で矯正をしつつ痛み

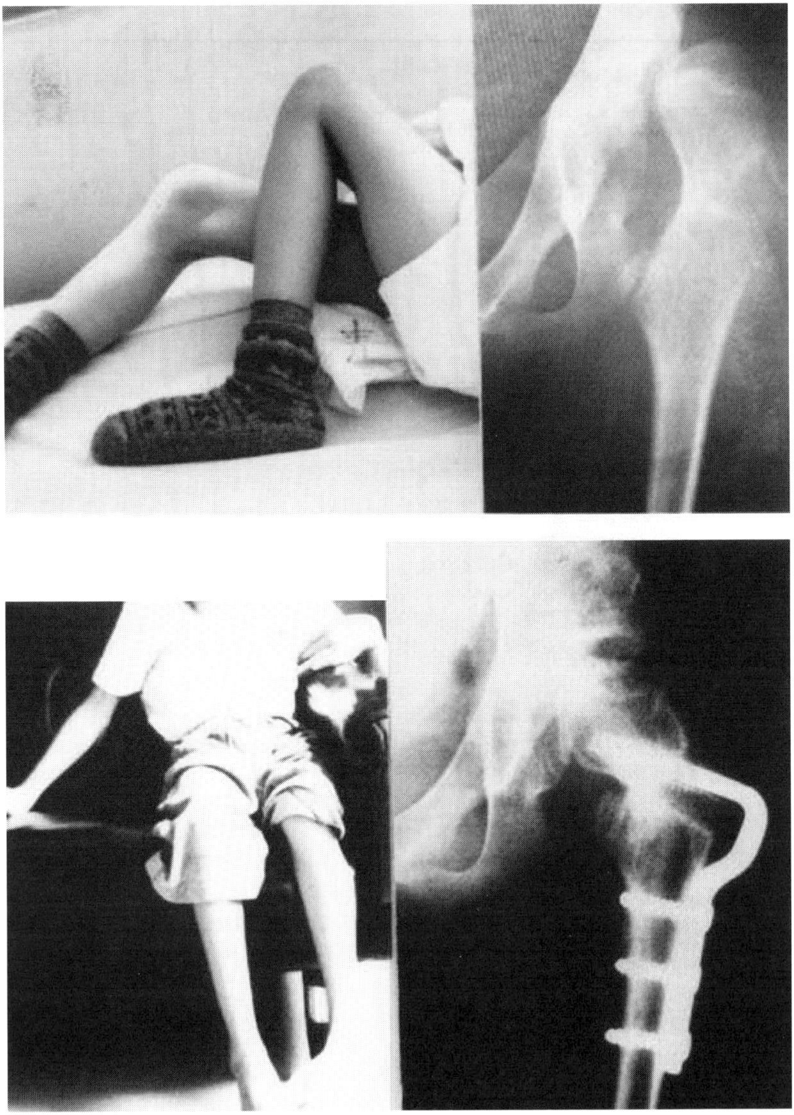

写真１―11　観血整復，骨盤骨切り術，大腿骨骨切り術による股関節脱臼の治療
上段：13 歳女子，痙直型四肢麻痺。頚坐不能。左股関節が徐々に痛くなり著明な屈曲拘縮を示す。X 線上脱臼がみられる。
下段：脱臼整復後，痛みはなくなり，椅子坐位（保持されて）可能となった。

をとり去り，さらに残った骨の変形を骨切り術などで矯正し痛みの原因を根治的に治せます。どんな種類の痛みでもまずは荒々しく働く痙性，過緊張を取り除き，正常の足バランスと踏みつける力の強い足を生み出す基本が大事です。腱移行だけでは力は一方向しか働かなくなります。推奨されない治療ですね（写真1―12，1―13）。多関節筋の骨間筋部の延長を屈伸両側で行うのです。

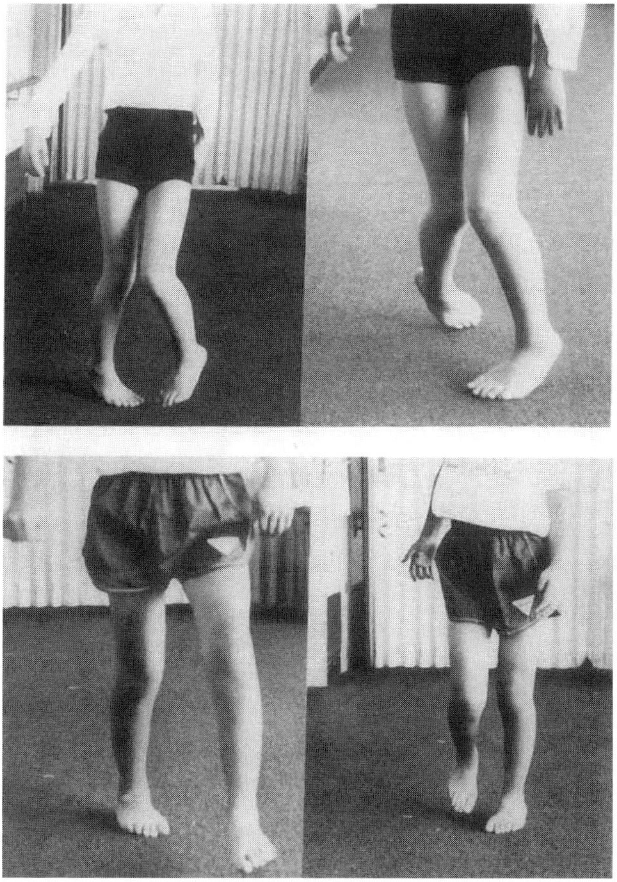

写真1―12　長短内転筋温存例の安定歩行

上段：12歳女子，痙直型両麻痺。かがみ歩行，両股関節屈曲内旋，両足尖足が著明である。

下段：両股関節緊張筋解離術，両尖足矯正術後，内旋かがみ歩行は軽くなり，尖足は矯正され，安定した足底接地が得られている。

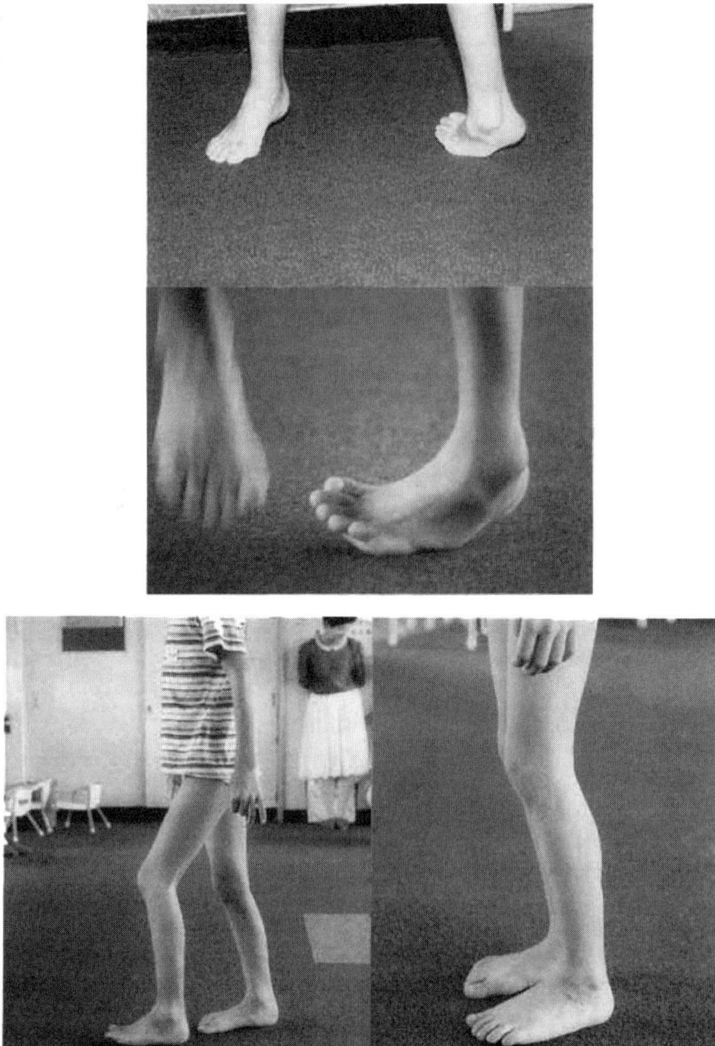

写真１—13　後内側解離と踵立方関節固定術

上中段：13歳男子，痙直型両麻痺，独歩。両側に著明な内反尖足があり，歩行が障害されている。

下段：左足に後内側解離と踵立方関節固定術，右足に後内側解離術を行い，安定したスタイルのいい歩行が可能になった。

脳性麻痺の内反，外反，尖足，踵足のあらゆる変形をまず緊張した筋・腱を緩めてから，あらためて筋間腱延長して矯正するという考えを堅持しますと，あらゆる足の痛みがとれてまいります。痛みを確実にとり去る整形外科の治す医療の原点と考えられますが，いかがでしょうか？（写真 1 － 13，上中段下段））

iii）脳性麻痺アテトーゼ頚椎症性神経根症の痛みとしびれをとる

頚部の神経圧迫の痛みは本当に死ぬほどの痛みですね。人類にとってそれはこわい進行性の痛みになりますが，脳性麻痺では原因となる頭と頚のねじれがとまることがなく，本当に進行性の病気であり，決して治ることがない恐怖の痛みの病気になります。

私もその昔，友に誘われてテニスを集中的に年をとってからやった時がありました。鳥取での学会 1 日目の朝，右手の小指側がざっくりとえぐれてなくなったような感覚で目が覚めました。小指側，全体の半分の知覚がなくなっていたのです。それは痛い痛い思い出でした。以来約 1 年間牽引療法など丁寧に整形外科医として治していき，以来 20 数年間再発はありませんが，その痛さは忘れることがありません。

でも脳性麻痺ではあの痛みが消えることはないのですね。頚が勝手に動くものですから，骨，軟骨がそのたびに神経を圧迫するのですね。絶望の中に生きなくてはならなかった。

整形外科に行っても椎弓切除術，脊椎管拡大術といった脊髄神経の圧迫を取り除く手術をしますと，脊椎全体が前後，左右に構造が弱まり，かえって不安定性が増し，脳性麻痺の場合は特にかえって悪くなるというのが現実でした。もう良くなる術のない，あわれな脳性麻痺という病気の生贄にされていた感じでした。悲惨な病気でした。

そして病気は徐々に徐々に進行し脊髄を圧迫するようになって，全身性の痛み・しびれ，動きの麻痺となり，死ぬような痛みの中でたれ流し，褥瘡を背中に作り体液をたれ流しながら絶命するという絶望の病気でもあったのです。

脊柱管拡大術をしても，かえって脊柱の不安定性を増し死期を早めるだけ，色々と脊柱の後から固定術をしても固定力が十分でなく，まさに死神に取りつかれたような感じの苦しみでした。

しかし整形外科選択的痙性コントロール手術は，この頚のアテトーゼの痛みやしびれを完全に取り去り，脊椎間多椎間固定術と合わせ，痛みのない，もと通りの動きも残せる夢の手術になったのです。注意深くやってみて下さい。

正しく痙性コントロール手術を頚に活用できる先生であれば全例この手術の後ぐらぐらのねじれる頚は消え去り，痛みのない快適な人生が現在のデータでも10年以上は約束出来る素晴らしい治療が約束出来ることになりました。例外なくです。

脳性麻痺の患者さんの幸せを思う整形外科の先生方々！ ぜひこの手術をマスターしてみられませんか。頚椎筋解離と三関節前方固定術も今のところ順調でよくなっています。悪い例のケースはありません。注意深くやってみて下さい。

脊髄から来た痛みでない頚椎症性神経根性症であれば痛み，しびれは完璧に取り去れます（写真1—4，27頁）。

iv）脳性麻痺の肩と肩の脱臼の痛みを完全に取り去る

脳性麻痺では腕を頭の方に持ち上げる力の弱い方々が多いですね。アテトーゼの方々も肩の亜脱臼の方が多く，一定の年齢になりますと痛みに苦しみます。この肩の痛みが麻痺のない人の五十肩のように痛みます。

肩という関節はとってもデリケートな関節でちょっと緩む亜脱臼でも凄い痛みでなかなか治療の難しい実態があります。整形外科的にはなかなか痛みをとるのは難しく，肩の整形外科という専門分野がある程度です。

ところが脳性麻痺，ジストニア，脳卒中という動きの異常の分野では，選択的痙性コントロールという特別な考え方では肩で荒々しく暴れまわる痙性・ジストニア筋を切り離し，腕を頭の方に持ち上げるやわらかい筋の働きを促進し，脱臼，亜脱臼の痛みを一気に取り去る，というきわめて簡単な整形外科手術が見つかりました。

脳性麻痺，ジストニア，脳卒中で肩に痛みを訴える方々には整形外科だけでそれを治せる素晴らしい治療が生まれたのです。どんな肩の痛みも一気に治ってしまう凄い手術が生まれたのです。整形外科でしか絶対に除くことの出来ない肩の手術，広背筋，大円筋棘筋の一部を緩めることによって呼吸を増やすことの出来る夢の手術になっています。

肩の痛みを劇的に完全に除くありがたい手術です。初期の段階では広背筋，大円筋，上腕三頭筋を緩め，肩そのものの痛みを取っていましたが，最近では大円筋も肩甲骨側で緩め肩甲骨の背側の痛みを取れるようになり，肩全体の痛みをすべて取り去る素晴らしい手術になっています。一緒に勉強する課題です（写真1

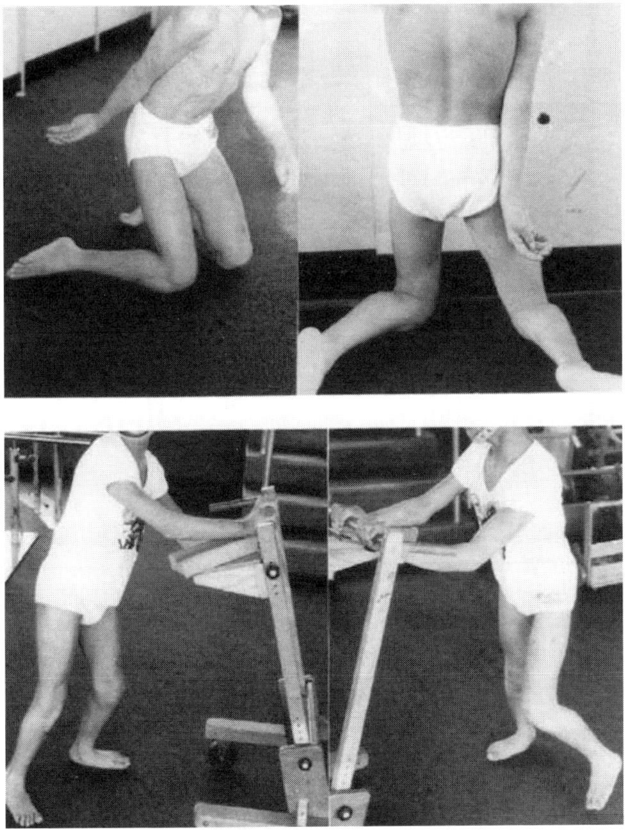

写真１—14　肩周囲筋解離による肩の引き緊張の矯正
上段：13 歳男子，痙直型三肢麻痺。歩行不能，右上肢用廃，上肢は後ろに引かれている。
下段：肩周囲筋解離術，肘，前腕，手関節，手指，母指に解離術を行った。上肢が前方にもたらされ，歩行車の把握が可能になった。

—8（32 頁），図１—１（33 頁），写真１—14）。

ｖ）背中，お腹の痛みを取る

私どもの整形外科選択的痙性コントロール手術で何が出来るかという課題に対し，変形矯正，動きの正常化が可能になる話，さらに体中の痛みもとれるよ

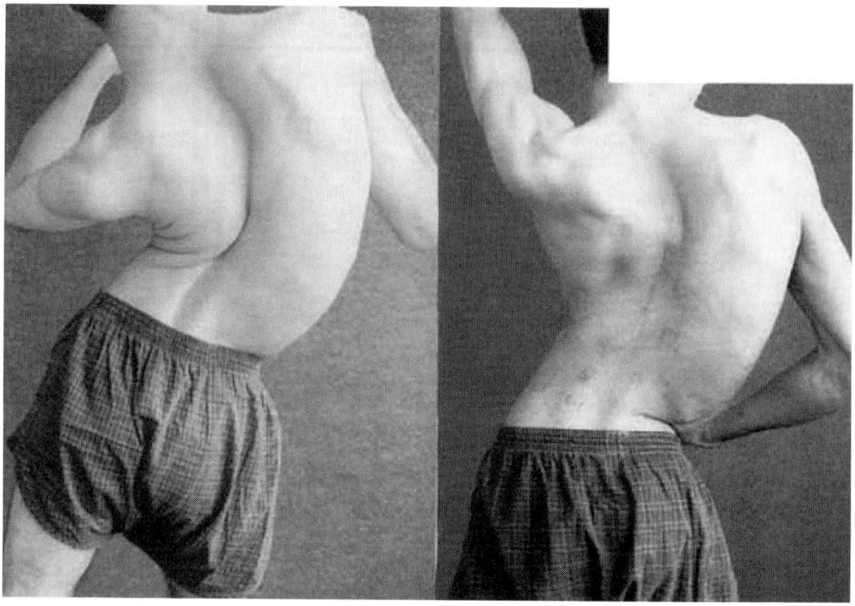

写真１—15　胸腰椎部の側彎と筋解離（23 歳男子，アテトーゼ四肢麻痺独歩）
左：胸椎側彎変形著明，左肩の下降が著明。
右：術後，変形はいくぶん矯正され，左上肢の挙上も可能となった。固定化した変形が残存している。

と話をしてきましたが，もう１つ背中，腰の横倒れの痛み，前倒れの痛み，腰の反り，側弯症の痛み，苦しみを取ることが最近になって可能になりました（写真１—８，32 頁）。実にやり甲斐のある手術であり，是非研修をつまれ脳性麻痺のみでなく，ジストニア，パーキンソン氏病，脳卒中の皆様で痛みに苦しんでおられる方に活用されていただければとお話の中に組み入れさせていただきます。

背中の痛みには２つの種類があるようです。１つは背中の両側を走る胸最長筋，腸肋筋，棘筋の過緊張による痛みです。背中の反りをもたらす。この３つの筋を切り離すと痛みが消えます。もう１つは肩・肩甲骨の外側の筋の痛みです。肩の緊張に合併する痛みで広背筋の緊張で起こってきます。この２つの筋は体を支える力が弱いので緊張だけが弱くなるので背中の筋として肩甲骨起始

図1—3　腹部より腹部側から見た図

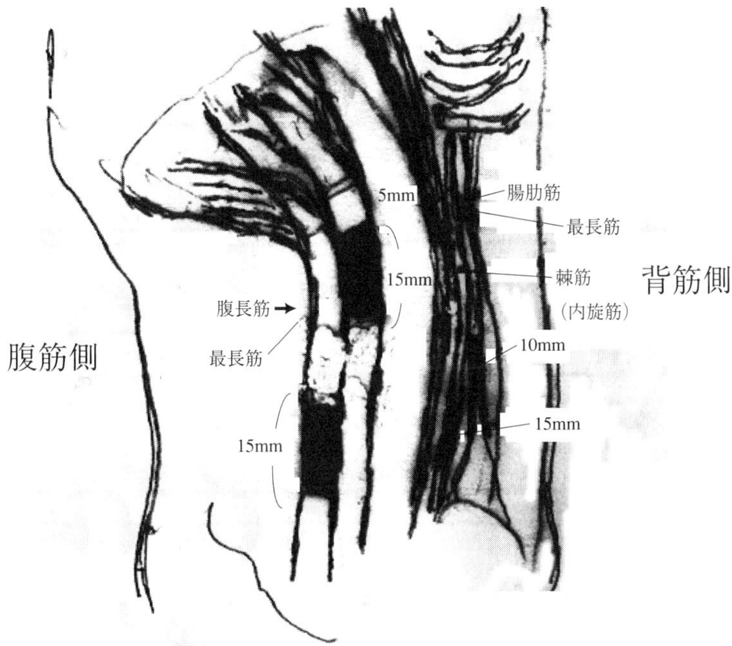

右側：３本の細い傍脊椎筋（paravertrbral musle）。
左側：太い腹直筋（Rectus abdominis）。相対している。

部の腱を部分的に切ってしまって痛みを除きます（図１—16，45頁）。

次は腰の反りによる痛みです。腰の胸最長筋，腸肋筋の過緊張で起こります。痛みの程度，反りの程度でこの２つの筋の切り離しの量を変えて腰痛を治します。クロスかがみ肢位に見られる腰の反りは加齢とともにこの反りの腰の痛みをもたらします。これを適確に治すという事は脳性麻痺の方々の痛みという苦痛を取り去るという点で応用価値の高い整形外科手術になります。

横倒れによる痛みは胸最長筋，腸肋筋，棘筋に合わせ，腹直筋の過緊張で起こります。棘筋，胸最長筋，腸肋筋に合わせ，お腹の腹直筋を緩め（写真１—15，図１—３），この苦しい痛みを取り去ることが可能です。お腹の前倒れの苦しみはパーキンソン氏病に見られます。腹直筋，外腹斜筋を切離，延長して治します。

こうして見てきますと体幹のいずれの部分も緊張の筋の部位を適確に把握できれば，すべて痛みはなくなると考えていいことになります。体幹の痛みを治すことで脳性麻痺の体の痛みはかなりの場所，部位で整形外科の手術で治すことが出来るようになりました。

整形外科が脳性麻痺，ジストニア，脳卒中の麻痺性疾患で出来ることは格段に増えています。

vi）アテトーゼのかたく曲がった指が手のひらを突き破る

アテトーゼのねじれる指の動きもほかの分野の先生方ではどうにもならない硬い動きの異常ですね（写真1—16a，動画015）。

硬い指のそして親指の動きで指の先が手のひらに食い込んで皮膚を突き破る傷を作るのですね。この突き破る力を少なくするために24時間，親指を始め4つの指に布性の絆創膏を巻いているという悲しい現実があるのです。このアテトーゼの少女は全身性の硬い股関節の動きで立つことも出来ない状態ですね。

右の股関節は半分脱臼し今にも寝たきりになりそうです。そこで下肢の緊張から緩めます。まず，両股関節の選択的痙性コントロール手術をしました。姿勢がまずまず良くなっています。右股は外転を警戒し長内転筋，大腿薄筋を温存していますが，次のステップとして左尖足の矯正と左膝の受動術と合わせ，指の曲がりを第1段の手術として深指屈筋，浅指屈筋および長母指の長母指屈筋を緩めています。筋内腱だけ延長しています（写真1—16b，動画016）。

指に巻いていた布のテープがとれています。軽い手術なので再発してくると思われますが，手指がまだ細い段階なので十分な腱延長はせず，将来に残すことにしています。また数年後にすべての腱をZ状にスライドする手術を計画しています。アテトーゼの手に硬い握りしめも自由自在に緩めることが出来るのですね。

参考までですが，親指は内転筋，短内転筋を緩めずに残しました。手のひらに食い込んでいるようで，まだテープが巻かれています。次の手術として母指内転筋，短母指屈筋の延長を予定しています。

このあとAさんは右股関節亜脱臼の矯正術大腿骨内反減捻骨切り術を行い，さらに美しい姿勢に変わっています。ただ再び指の曲がりも強くなってきており，次のステップの指の選択的痙性コントロール手術を行って完全にやわらかく，美しく，しかも力強く使える手指を目指して治療を進める予定です（後進

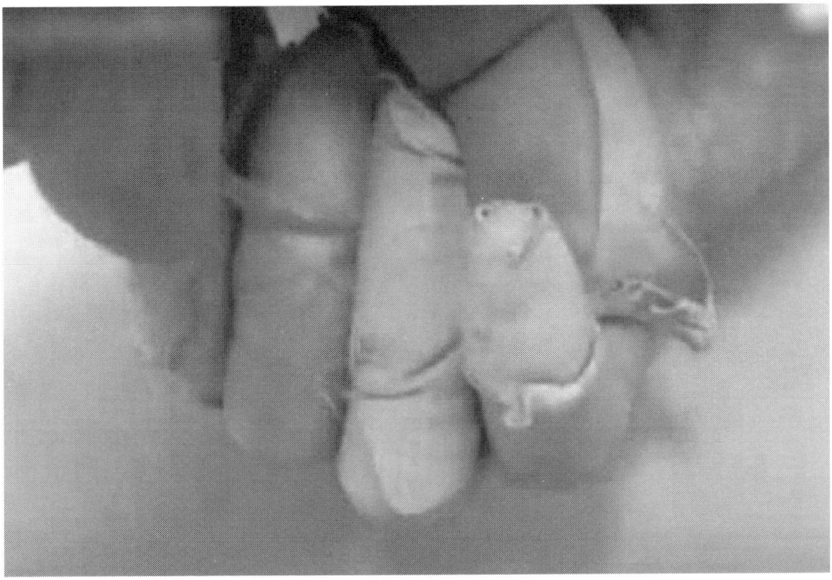

a. 術前

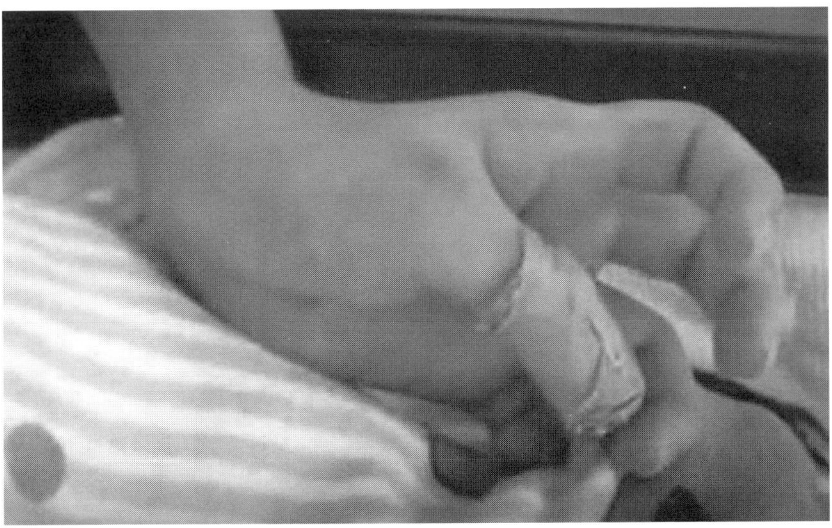

b. 術後

写真1—16（動画015，016より）

のドクターの手術により良くなっています。)。

手指，頭，体幹を含めて体のあらゆる部位のアテトーゼ緊張はその程度に応じて段階を追いながら美しく治せる時代に入っています。このお嬢さんは，右股，両手指，左足の緊張を緩め，機能の改善をはかりながら，辛い痛みを回避させる手術をすることになります。もちろん座り立ちのやわらかさも出てきています。

Ⅰ－7　本当のクロス治療と整形外科選択的痙性コントロール手術

クロス肢の治療は非常にむずかしい

クロスで立ち歩きの出来ないお子さんがたくさんいます。

お母さん，お父さん，クロス股内転をもったお子さんがいます。立とうとしてもクロスのためになかなか足で体を支えることの出来ないお子さんがいます(重いお子さんですね)。どうされますか？

早期リハビリ

まず，リハビリでなおせないかと考えますね。しかし，1～2年もリハビリをやってみますと，どんなに激しいリハビリをやっても，このクロスという硬い足の交叉，内転は簡単には治らないことが分かりますね。そんなになまやさしいものではありません。クロス変形は，訓練では治りません。

クロス変形は脳性麻痺の治療の中でもっとも治すのが難しい変形・緊張なのです。体の外側から訓練したぐらいでは決してまっすぐに美しく力強くはなりません。

筋弛緩薬治療

近年では筋弛緩薬を注射した上でのリハビリが効果あると勧められているようです。でも一生この筋弛緩薬を使うわけにはいきません。薬の効果が切れたら，一瞬にして緊張は再発し，その緊張のためにリハビリの効果は消失し，後に頑固なクロスが残ります。クロスが消えてなくなることはないですね（今，私はクロスが本当に何もせずに消えてなくなり，立ちやすく，つかまり立ちなどが出来るようになるかどうかの話をしています)。将来学童期，思春期，成人までの効果，クロスの消失は期待出来ないのです。

脳神経外科の後根切除術

脳神経外科でも下肢の硬さを取るための後根切除術という手術が用意されています。しかし，もともとが力強く歩くことが出来ない足に対して，硬さをやわらかくするという目的の手術であり，歩けないお子さんにこの手術をすると両足の力がさらに弱くなって，体を支える力をさらに少なくすることになるようです。

ですからこの手術は歩けないお子さんのクロスを治す治療には使えないと推測されます。クロス変形の治療は難しいものですね。簡単に治すことは出来ないのです。

古典的整形外科（内転筋切腱術・腸腰筋切腱術）

このような手詰まりの中で，２～３歳になりますと，このクロスは整形外科手術で治せないかという考え方が生まれてきます。

しかし，この古典的な整形外科手術に対しては他の部門から批判的な意見が出ているのです。手術の後，かえって力が落ちて下肢がぐらぐらになるという批判です。頑固な頭をもった整形外科医はクロスを起こす緊張した筋を切ったらよくなる筈と信じ，古典的な内転筋切腱術を含む手術をしています。結果は絶望的なのです。この古典的な整形外科手術はやってはならない悪い手術なのです。

こうして歩けないお子さんのクロス股変形の治療法には有力のものはないという悲惨な状態にあります。方法はありませんでした。絶対に治るというものではありません。

ただ単に物理的に股関節脱臼を予防するための内転筋切腱術・腸腰筋移行術のみがなされ，美しい力強い体を目指す治療は存在していなかったと自分自身への反省を合わせて断言出来る整形外科のさびしい治療でありました。今では少しずつ長•短内転筋温存•大腰筋延長術を組合わせた下肢の治療にはいっていく事になります。

Ⅰ－8　さて，ではなぜ全世界的に期待されている整形外科手術が期待を裏ぎっているのか？

なぜ整形外科が脳性麻痺のクロスを治せないか？

不思議に見えますが，一見滑稽な風景でもありますね。全世界の科学者が医学者そして整形外科医が力を込めて治そうとする脳性麻痺のクロス変形をやればやるほど独特の脳性麻痺クロス姿勢は決して取れることはありません。

股の内ねじれは大腿骨の回旋骨切り術で治るけれど，立たせたときの内転クロスだけは決して治すことは出来ないのです。私の56年間の観察です。クロス内転歩行が治った治療は見たことがありません。不可能であったのです。その理由は古典的な世界中の整形外科医が行っている長・短内転筋切腱術が悪い手術だからです。

少しずつ話していきましょう。

整形外科で脳性麻痺を専攻する医師は100％と言っていいほど，クロスを治すのに長内転筋を切り離す手術を考えるでしょう。むしろこれを切りたがります。クロス治療での長内転筋切腱術信仰といっていいでしょう。根拠のはっきりしない絶対的信仰です。日本に限らず世界の整形外科医はクロスの治療は内転筋切腱以外にないという考え方に酔いしれています。一見内転筋を切ればクロスは治ると感じています。こんな古典的な整形外科にあなたの大事なお子さんのクロス治療を任せても，いつまでも弱々しいクロス姿勢からは逃れることが出来ないのです。

さあ，発想を180度変えるのです。長•短内転筋切腱術および大腰筋延長術の理論に基づいた私たちの考えでは，この短内転筋，長内転筋を切り離す手術は最悪の手術というものです。この内転筋手術では決して治りません。

Ｉ－９　内転筋切腱術ではクロス内旋立位姿勢は良くならない

現在，日本の一部での選択的痙性コントロール手術を信じる医師を別にしてほとんどの日本そして世界の脳性麻痺に取り組む整形外科医は，クロス股に対しては長内転筋切腱術が最善の効果ある手術であると固く信じ込んでいます。しかし私の過去の治療経験の中でクロス変形を長内転筋切腱術で治療して，スタイルが良くなったり，立ち上がる機能が上がったりした人は１人もおりません。満足例も１例もありません。長内転筋と短内転筋を同時に切る手術を行った患者さんも，あの辛い格好良くない脳性麻痺スタイルが消えたり，歩けない人が歩けるようになった人は１人もおりませんでした。硬く頑固になったクロスを伴う貧弱な脳性麻痺立位の状態が変わることなく続いています。決して立つ能力が高まった人はいませんでした。古典的手術後の機能を見てもよくなった人もいなかったのです。むしろ長内転筋切腱は股関節の内旋変形をさらに頑固なものにして，さらにバランスを悪くしているととらえられます。

私がなぜ内転筋切腱術を悪の手術というのか，最低の手術と極評するのでしょうか。それは股関節や膝関節，足の部分でどんなにいい手術をしてもこの内転筋手術を行いますと，ほかの場所で手術を行われた効果が一瞬にしてなくなり，あとに貧弱そして頑固な脳性麻痺スタイル，股内ねじれ，膝つっぱりのスタイルが現れ，一生続くことになります。この最悪の状態を食い止めたいからなのです。

内転筋を切ってクロスを治すという整形外科は見合わせたほうがいいとおすすめしたいぐらいです。

内転筋を切られて機能が落ちるともう助けようがありません。頑固な内旋，かたい膝のつっぱりが一生続くことになるのです。やわらかいふっくらとした長内転筋をきりますと，あとに残る固いかたい他の内転筋が働いて，下肢を内転させるのです。

私のところの選択的痙性コントロール手術ではどんな重いクロスでも長内転筋は切りません。内転筋のようなふっくらとした短い筋は切らないです。その代わりにその他の硬い内転作用のある筋を切って緩め，クロスを少なくして正常の股の開きに変えていきます。美しくやわらかく力強く開きますよ。歩き始める人もたくさんいます。そう，長・短内転筋は体を支える大事な筋なのです。

いったん切り離されると機能は元に戻らず一生機能の悪い状態は続きます。ほかの硬い筋が代償的に働き始め，働きがさらに硬く弱々しくなるのです。これは避けなくてはなりません。世界の整形外科医にこのことを勉強してもらいたいと考えています。

お父さん，お母さん，お子さんの機能を上げ，スタイルをよくしたいと考えるのであれば，まずクロスの治療で長・短内転筋を絶対に切り離さない整形外科医の所に行くことです。「少しぐらい切っても大丈夫」といわれる先生の所に行っては，あとでさびしく辛い思いをします。長・短内転筋は全く切らなくてもクロスは治せるという絶対の信念を持った整形外科医の所に行かれることをお勧めします。内転筋を切る整形外科医の所には絶対に行かない，と理解してみて下さい。

Ｉ－10　脳性麻痺クロスはさみ肢位を美しく治す

この頁をお読みになると同時に写真１―５（29頁，動画007，008）をご覧ください。

A. 脳性麻痺クロスはさみ肢位の治療――選択的痙性コントロール手術の理論が生まれた――

さて，このようなクロスはさみ肢位治療の問題点を拾い上げ，これを解決するためにいろいろな工夫を重ねてきました。選択的痙性コントロール手術はこの工夫の過程で形づくられていきました。３つの内転筋・短内転筋，長内転筋，大腿薄筋のうち，硬くて長い二関節筋である大腿薄筋だけを股関節の側で選択的に切り離します。しかし，短内転筋はやわらかく，股関節で体を支える重要な筋として温存します。長内転筋もやわらかい一関節筋なので当然温存します。

内転筋は最初に切ってしますと，後でどんなに素晴らしい手術をしても内転はとれません。ぐらぐらの弱々しい寒々しい手術になります。

もう１つの大事な事は，短内転筋と長内転筋の２つの内転筋は解剖学的には股関節を外向きにねじる筋なのです。これを切ったら逆に内にねじれてしまうことになるのです。

第１のステップ：

クロスをおこす筋として大腿薄筋という股関節の内側の薄い筋だけを切るのです。さあ，これで股関節が少し外向きに開くようになります。そう，一つ一つ内ねじれをおこす筋を緩めていく科学性が求められるのです。思いつきで長・短内転筋を切っては泥沼にはまり込むだけなのです。

参考までに，この３つの内転筋群の分析の中から選択的痙性コントロール手術の貴重な原理が生まれます。

短内転筋：一関節にまたがる短いふっくらとした筋＝体を安定させる筋＝体の重要な支持筋です。温存です。

大腿薄筋：２つの関節にまたがるながく筋張ったかたい筋＝体を安定させる筋ではありません。中枢で切ってしまっていい。

短内転筋＝ふっくらと短い一関節＝ゆったりと動き，支持性は高い。
大腿薄筋＝長くほっそり二関節＝荒々しく動き，支持性はありません。

脳性麻痺では，一関節＝体を安定させる＝温存すべき，
二関節＝荒々しく動く＝緩めていい

というものです。すごい発見です。

アメリカの雑誌『Journal of Paediatric Orthopaedics』第６巻に私の研究として報告されました。選択的痙性コントロール手術理論の出発点でした。

有名なアメリカの整形外科手術書『キャンベルの手術書』の中に私の論文が紹介され“短内転筋は切ってはならない”と書かれています。

これで２つの関節にまたがる長い筋（大腿薄筋など）は切り離して痙性だけを取り除けます。一方でふっくらとした長・短内転筋は脳性麻痺の治療では温存して体の支持力を強めるという選択的痙性コントロール手術の原理が浮かび上がってきたのです。写真１―５（29頁）をご覧下さい。

第２のステップ：

股関節の前のところで股関節を曲げる筋のかたい緊張をとり去るというものです。曲げる筋の代表の１つは腸腰筋という太い長い筋で，クロス変形を引き起こします。これを緩めないとクロスは治りません。

そこでアメリカの先生方は腸腰筋を一気に切り離し，切り離して関節の包に縫い付けたりして，股を伸ばそうとします。しかし，この筋を全部伸ばそうとすると体を支える力が弱くなり，術後の不安定な股関節が気になります。私はそのまま採用する気になりません。

そこで私は選択的痙性コントロール手術の理論を外の部分でも採用してみようとしました。腸腰筋は２つの筋が合わさって出来ています。大腰筋という長い筋と腸骨筋というふっくらとした短い筋とに分けられます。選択的痙性コントロール手術で考えると大腰筋は長くて太くて荒々しく体を前に進める筋，腸骨筋は短くふっくらとして，立つ時に体を支える筋となります。

その通りに荒々しく働く大腰筋だけをおそるおそる緩めてみました，延長してみたのです。

これは約 40 年ほど前の話です。これでクロス内ねじれの脳性麻痺姿勢はかなり良くなったのです。でもこの２つのレベルの痙性コントロール手術だけではまだクロス変形はなくならなかったのです。その次のかたい緊張した筋を見つける戦いがその後まだ数年続きます。

第３のステップ：

大腿直筋の中枢腱延長です。これで腰が伸びてきます。股関節をのばす大事な手術です。股関節をやわらかくすっきり伸ばすには，ここまで踏み込む勇気が要ります。この手術はあまり関心は持たれませんが，股関節をのばすのに大事なステップです。九州大学の二代目神中正一教授がポリオの股関節の治療に導入され，わたくしの先輩和田博夫先生が引き継ぎ，私が受けついだ重要な手術で，現在選択的痙性コントロール手術を行う仲間に脈々と引き継がれています。股関節のかたい緊張痙性を除く手技の１つとして欠かすことの出来ない重要な手技です。

大腿直筋は２つの機能をもっています。１つは股関節を曲げる機能であり，もう１つは膝をつっぱり伸ばす筋であります。二関節にまたがる太いかたい頑丈な筋で脳性麻痺ではかたく緊張し股関節が人の動きのように伸びなくなり，かたいかがみ股屈曲位を引き起こします。これを横に切り開くと，この筋の股を曲げる力が弱まり，股関節がすっと伸びてくるのですね。勿論股を曲げる力は弱くなりますが，その曲げる力はほかの筋・腸骨筋，中殿筋，長い短内転筋などのやわらかい短い筋で補ってもらうのです。

股の手術では，この大腿直筋ともう１つの大腰筋という２つのかたい荒々しく動く筋を両方とも確実に緩めないと，決してすらりと美しく立てるようにはなりません。

大腿直筋を切離あるいは確実にに延長するということが大事なのです。

なかなか単に痙性コントロール手術といっても大変なのがおわかりでしょう。熟練された技術に裏付けされた麻痺の医学なんです。

第４のステップ：

３つの内転筋（長内転筋，短内転筋そして大腿薄筋）のうち，長内転筋，短内転筋は重要な股関節外転筋という分析を第一ステップでおこない，その温存の重要性を語りましたが，一方もう１つの内転筋・大腿薄筋という薄っぺらな大腿薄筋は，間違いなく内転筋そして内旋筋なのですね。

これを切らないで温存すると内転，内旋変形歩行が残ってしまいます。断固として，股関節に近い腱の部分で基準的手術として切離し，内転，内旋変形を矯正いたします。でも，これまでの腸腰筋切離，大腿直筋延長そして大腿薄筋の切離だけではとてもあの頑固な内転，内旋変形は治りそうもありません。

これをどう打破していくのでしょうか？　この問題の解決にも10年以上かかりました。

第5のステップ：

大内転筋の発見，新しい時代に入ります。

さて，これまでの課題で長内転筋，短内転筋の重要さを知り，これを切り離さない治療を模索する私たちは，そのほかの内転，内旋を起こす筋を見つけようとします。

そしてもう1つの内転筋・大内転筋の存在に気づき，この筋の機能を解剖学的に分析し，この強大な筋に内転，内旋機能がある事に気づきます。この強大な内転筋の内転，内旋力を緩めれば内旋変形は少なくなるではないか？　大きな発見です。

こうして大内転筋に顆部ハムストリング腱と内転枝という2つの部分があり，このうちの腱の長い顆部ハムストリング腱部だけを選択的に切り離す切腱手術を生み出すことになりました（図1―4）。

この手術の効果は革命的で，あの頑固だった股関節内旋内ねじれ変形が大きく除かれることになったのです。私の英文著書『Cerebral Palsy: Orthopaedic Selective Spasticity-control surgery』に公表されたユニークに見える手術手技で脳性麻痺に対する整形外科手術の効果をはっきり示してくれるものとなりました。

この整形外科手術の中核となる大事な手術は私たちの選択的痙性コントロール手術の中核に位置するものとなっています。

さあ，目が覚めるように美しく治る第一歩がもう一歩踏み出されます。

さて，ここまでは股のクロス，内ねじれを引き起こす股関節のまわりの原因筋についてお話してきました。でもそのほかに膝の動きと一緒に動く内転，内旋筋があります。これを緩める手術が必要になります。大内転筋の切離は私たちが発見した重要な内転筋でCPの内旋変形を治す，1つの重要な役割を果たしています。

図１—４　ハムストリング起始部の展開と半膜様筋腱の延長

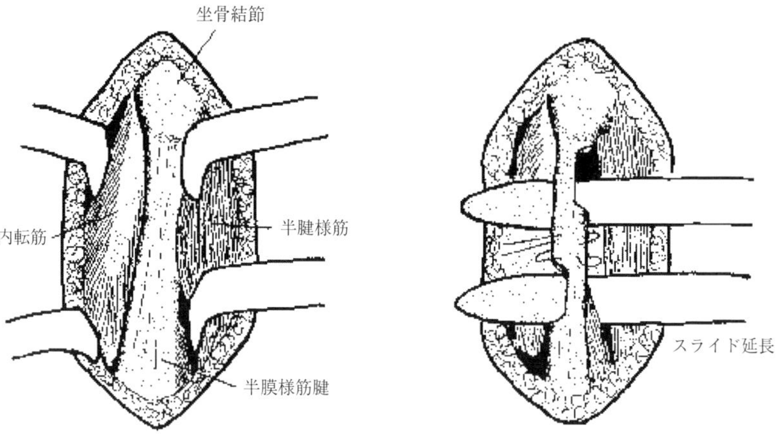

左：半膜様筋は腱状であり，周囲と分離可能である。
右：スライド延長を行う。

第６のステップ：

次は，膝の内旋筋，内側ハムストリング筋の延長術です。この筋は頑固な，最も荒々しく働く内ねじれ筋です。これをやわらかく緩めないと内ねじれ変形は決して取れることはありません。

これをどうやって緩めるか大きな大きなテーマなのです。股関節の方で緩めると股関節が曲がって崩れてしまって，股をのばすことが出来なくなります。膝の方で緩めると膝がまっすぐにつっぱってしまい，伸びきったやわらかさのない膝になり，やくに立ちません。ということで，これらの筋バランスを崩さないようにいろいろと細かい，しかも大事な工夫を加えていくのです。

そこで少し専門的になりますが，半膜様筋というハムストリング筋は股関節の方で，半腱様筋の方は膝の方で緩めるのです（図１—５）。

さあこれで頑固な内旋・内ねじれ変形がもう一歩軽くなっていくのです。内旋・内ねじれを治すのは大変ですけど，一つ一つ頑固な内旋因子を除いていくことで可能にになってくるのです。内旋大内転筋の中枢側延長です。

図1—5　膝窩部内外側における屈筋群の展開とその解離

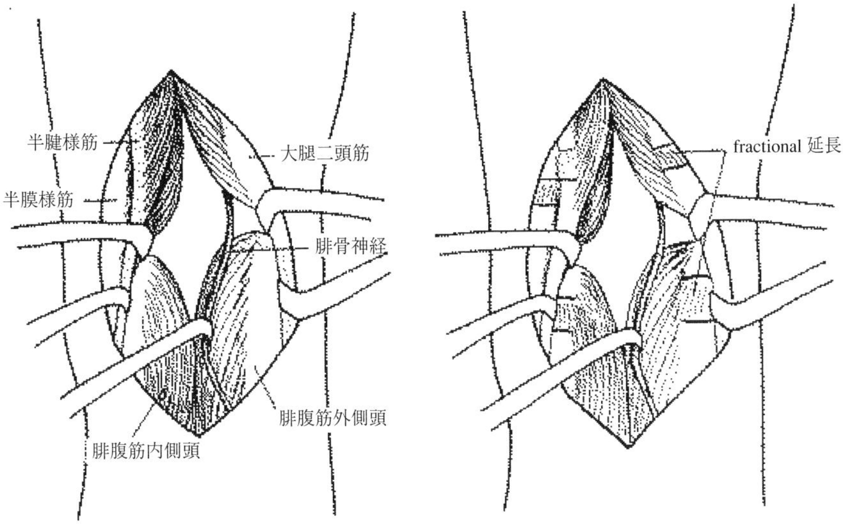

左：内側では内側ハムストリングスを出し，これを内方に避けつつ腓腹筋内側頭を出す。外側では大腿二頭筋に並走する腓骨神経に注意を払いつつ，大腿二頭筋と腓骨神経の間を分け腓腹筋外側頭を展開する。
右：腓腹筋は腱部のみ起始部から切離する。筋部は温存する。半腱様筋と大腿薄筋はスライド延長，半膜様筋と大腿二頭筋は筋間腱延長する。

第7のステップ：
膝の大腿直筋の末梢を緩める（図1—5）。
さあ，内旋股内ねじれ，クロス治療もまもなく克服です。あと一歩のところです。
第6ステップで内側ハムストリングという膝裏のかたい筋を緩めて，硬い内ねじれを弱めましたが，このハムストリングという筋は本来の働きとして筋を曲げる筋になります。そこでこの筋を緩めますと，膝が伸びてつっぱった形になり，弾力性のない棒のような動きに変わり，やわらかく曲がっての歩きが出来ません。

図1—6　大腿直筋，中間広筋解離手技

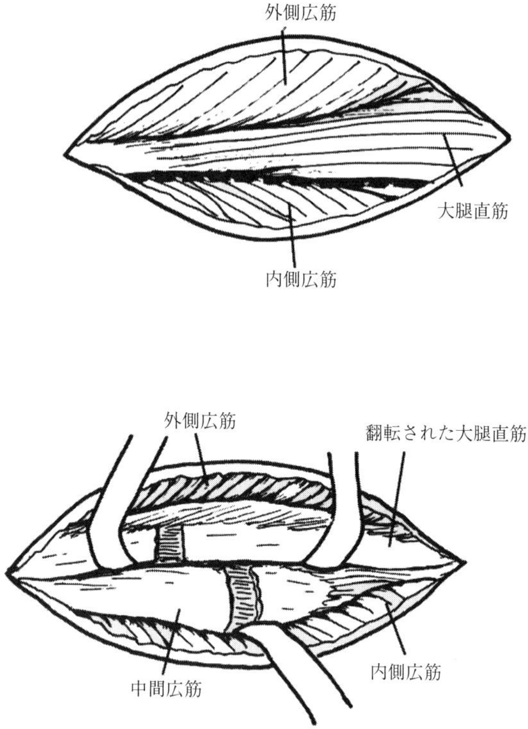

上：直筋と内側広筋の間を展開する。
下：大腿直筋の裏の腱部の筋間腱延長と中間広筋筋腱移行部切離の実際。

そこで膝を棒のようにつっぱらせる筋・大腿直筋という筋をふんわりとやわらかくするために，腱の部分だけ切り離す手術をするのです。膝の曲がりがスムーズになり，つっぱった棒のような歩きが消えるのです。これまで考えたこともないようなすごい手術です。腱部だけ切って筋の部分は残すのです。

第８のステップ（最終ステップ）：
内旋・内ねじれを求めてのクロス肢治療の旅もとうとう最終ステップになりました。

その昔40年も50年も昔のことです。大腿筋膜張筋は主な内旋筋として，この筋の移行，切離術が語られた時代がありました。香川県ひかり整肢園長寺沢幸一先生はこの筋と中臀筋の一部に内旋作用があるという欧米の先生方の発表を取り入れ，日本で始めて大腿筋膜張筋の後方移行術に取り組まれた先駆者でした。

ボストンで開かれたアメリカ脳性麻痺学会（AACPDM）の学会に内ねじれ肢位に対する大腿筋膜張筋の移行術を発表され，私は先生の論文発表に後輩としてお伴をしたことを思い出します。

しかし残念なことに私はこの手術を用いても全く股関節の内旋は少なくならず，長い間，効果のない手術として採用しなかったのです。なぜか？ それはほかの内旋筋を同時に切離して中臀筋という大事な内旋筋を切離して合わせて外旋筋として緩めることなく，大腿筋膜張筋だけを緩めていなかったからです。しかも長内転筋も切離していました。これでは内旋が頑固に残り，頼りがいのある手術になれなかったのです。

しかしながら，その後いくつもの内旋矯正手術を一つ一つ組み合わせ内旋を少なくしていく最終の段階で，この見捨てられた内旋筋がもしかすると有力な内旋筋ではないか，と思い出されることになります。私にとっては一種のリバイバル手術となります。

大腰筋切離，大内転筋切離，大腿薄筋切離，内側ハムストリング切離と内旋筋を一つ一つ緩めていった後に大腿筋膜張筋だけをさらに緩めますと，なんと夢のようにあの頑固な内旋・内ねじれ歩行が消えていくのです。勿論，長内転筋は残さなければなりません。

今，私たちは充分に内旋変形を治した上で，さらにこの大腿筋膜張筋の延長術を復活させることにより，脳性麻痺の皆さんに美しい力強い正常に近づいた歩行スタイルを準備することが出来るようになりました。

簡単なようですが，この大腿筋膜張筋を正確に確実に緩めてしまうのもまた大変です。筋を多少とも残すと内旋が残ります。切りすぎると中臀筋の力が弱ります。繊細なテクニックが求められる最終の局面です。中臀筋部分は大事に残して外旋筋として残したい筋になります。

おさらいです。クロス股内ねじれ立位，歩行の治療には

① 長，短内転筋を切らない。温存する。

② 大腰筋だけを切る。腸骨筋は温存する。

③ 大腿直筋腱中枢だけを1/3程度切離する。

④ 大腿薄筋中枢だけを切離する。

⑤ 大内転筋顆部腱を切離する。

⑥ 大内転筋内転枝の筋腱移行部で腱部だけを延長する。

⑦ 内側ハムストリングの半腱様筋の延長術を工夫する（膝関節のところで緩める)。腱部分だけを延長する。

⑧ 大腿直筋末梢筋腱移行部を延長する。

⑨ 単独の中臀筋は中枢腱は切らない。単独・大腿筋膜張筋の中枢腱だけの移動術を行う。

というステップを正確にふんで脳性麻痺クロスを美しく，やわらかく，力強く自分の思うように動かし治していくのです。

⑩ これに腰部で腸肋筋の延長も頭に入れて考えるのです。

脳性麻痺はこのように運動筋系の医学すなわち本当の意味の科学で科学的思考を使って美しく治せるようになってきたのですね。運動医学の誕生といっていいのでしょう。

写真１―６（29 頁, 動画 031 ～ 034, 小学 4 年生の股関節）を見てみましょう。かなり正常に近いスタイルに変っているでしょう。こんなに良くなりました。力がついたらもう少し安定感が増えるでしょう。

Ⅰ－11　脳性麻痺の足の変形：尖足，外反扁平足，内反足を治す

脳性麻痺のクロス，股内ねじれ歩行を治すには股関節そのものをまっすぐ治すということのほかに，足の変形を治し，力強く体をまっすぐに支える美しい足の形と力強く歩く足の機能そして股関節以下の足の機能をもたらさなければなりません。

人の足はそれはそれは立つための精巧な機能を何千万年の間に育ててきています。人の何十キログラムもの重い体を狭い足の裏でしっかり支え，歩き，走る事が出来るのです。勿論立ち歩く能力を獲得するには脳も発達しなければなりません。脳神経系の成熟が不可欠です。同様に立つために体を支える骨，関節系も成熟しなければなりません。また筋系もバランスよく配置され，力強く体を支える精巧な組み合わせで体を左右，前後に倒れないよう働いています。

よく手の機能が素晴らしく精巧に出来ているといわれ，その通りなのですが，足の構造と機能もさらに手の機能よりもより精巧に出来ているのです。

したがってちょっと脳に異常があってもすぐに筋のバランスが簡単にくずれていろいろな変形が起こってきます。足の精巧な機能は軽い脳性麻痺でも簡単に壊され，一つ一つの機能を一気に駄目にしてしまうのですね。精巧な器官なので軽い外反扁平足などはもとより強い外反足，内反足なども同様に，簡単に脳の一部の酸素欠乏状態で筋のバランスが崩れ変形が起こってしまうのです。

しかも足の裏の地面へのつきが悪くなるので体を支える力が働かず，クロスと合わさって立ったり歩いたりの機能が極端に悪くなるのです。整形外科はこの機能の悪い足を正常の足に近い，美しい且つ安定性の高い足に変えなければなりません。

しかし，この脳性麻痺の変形した足を正常に近く装具の要らない力強い足に変えるのは想像以上に難しいのです。いや，ほとんど不可能に近いのです。精巧な足の構造が壊れているので，これを正常化するのには整形外科の中で精密な科学性が要るのです。アキレス腱延長術などの思いつきの医学では心の底からの満足は得られません。あらゆる足の腱で腱部だけを切腱するとり組みも必要です。

I－12　クロス，股内ねじれと腰の反り，お尻のつきだしをすべて治す

クロス，股内ねじれの姿勢の悪さをさらに悪くするのが腰の反りとお腹の突き出し，そしてお尻の突き出しですね。

脳性麻痺の股関節をまっすぐに伸ばして，腰の反りを取ろうとしてきましたが，人の発達の歴史から見てこの腰の反りは四つ這いから立ち上がる際に起こってきたものであり，これを治すなんていう考えはこれまでありませんでした。腰の反りが生きていくのに辛いといった考えなど起こりえなったのですね。しかし，よく考えると脳性麻痺に見られる腰の反りは整形外科的には頚部棘筋，胸最長筋と腸肋筋の過緊張によるものである一面もあり，将来の腰痛の原因ともなりうる病的なものといっていいことに気づくようになります。

私たちは背中の緊張した筋の分析によってこの腰の反りが頚部棘筋，胸最長筋と腸肋筋の緊張によるものと判定し，これらの筋を整形外科的に延長することによって，腰の反りを除き，クロスの治療のあとの，美しいすらりとした正常に近い姿勢を獲得することを可能にしてきました。

腰の反りはとんでもないことに腰部屈筋である大腰筋の切離手術により引き起こされる一面も強く，この反りの手術はクロス股治療の一環として大腰筋切離のあとに一貫して行う価値のあるものになっているのです（写真１—17，動画 029 ～ 034）。

股関節痙性コントロール手術の１回目の前と後にはまだ腰が反っております。２回目手術背筋筋解離の後，反りは少なくなり，体幹の左右のふれも少なくなり，動揺も少なくなっています。もうこの背筋手術は背中の反りと体幹の動揺も少なくすることが出来る画期的な整形外科になっています。２回目の手術の後はさらに内旋を少なくする最後の手術（大腿筋膜張筋移行）をしています。少し内旋が少なくなっているのが分かります。脳性麻痺の痙性コントロール手術ではこの一つ一つの細かい変形の改善が大事になり，脳性麻痺特有の脳性麻痺肢位が少しずつ消えていってるのが分かります。「脳性麻痺は本質的にはなおらない」と，あたかも「不治の病なのできれいに治らない」と主張される方もおられるようですが，そうではないのではないでしょうか。

脳性麻痺の不良肢位はこのように痙性コントロール手術整形外科で一歩一歩

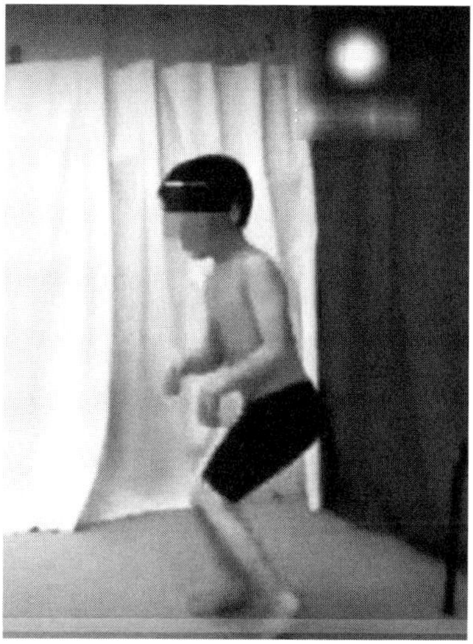

a. 術前

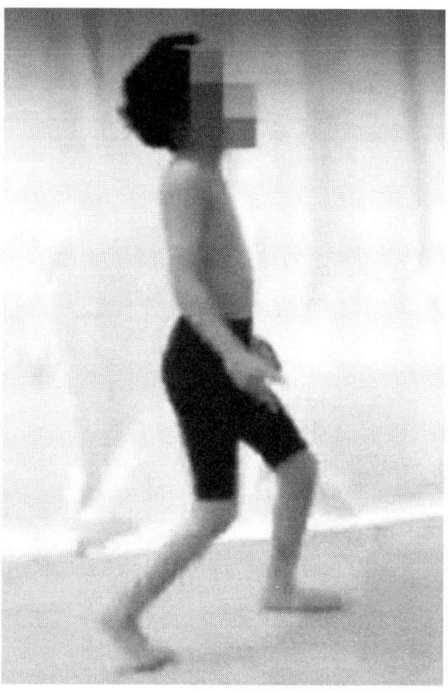

b. 1回目術後

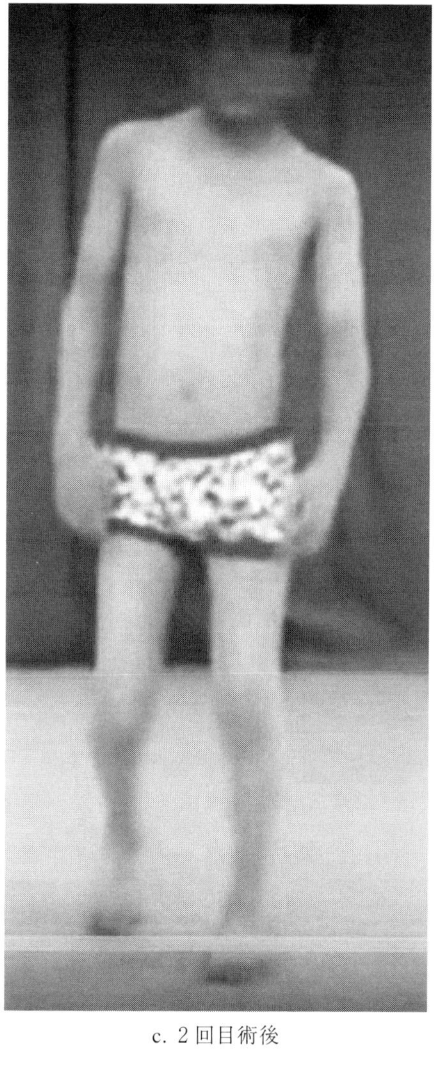

c. 2回目術後

写真1—17（動画029～034より）　両股関節手術（両脊椎手術を含む），両膝屈筋，伸長手術，両尖足手術。

取り除かれ，脳性麻痺らしくない歩きも実現しているととらえています。

お父さんお母さん，脳性麻痺らしくない歩き，スタイルのいい姿勢を根気よく実現させていきましょう。写真１―17 を参照ください。腰の反り具合を見てみましょう。

もう時代が変わっています。脳性麻痺が美しく良くなる夢のような時代に向けて動いています。勿論，クロス，内ねじれ股，反り腰，突き出し尻だけではなく，反り膝，尖足，外反足，肩のひき，頚のねじれ，とあらゆる変形が整形外科的には正常に近く治っていく時代になっています。 写真１―17 の少年，クロス，内ねじれ股，反り腰，尻のつきだしの典型的な脳性麻痺は整形外科的になくなり，限りなく正常の少年の歩きに近づいているでしょう。もうこれを狙う時代です。負け犬根性は捨て去りましょう。脳性麻痺を治す運動医学としての整形外科の凄さ，卓越性は是非脳性麻痺の方々に知ってもらい，活用していただきたいと考えています。一緒に勉強しましょう。写真 1-17 のケースももう１～２年待つと下肢に力がついてくるでしょう。

Ⅰ－13　クロス，内ねじれ歩行治療動画を４例載せました

写真１―５a（29 頁）の少年は寝返りが出来るレベルですが，脳性麻痺で四肢・体幹の痙性が強く，絶えずクロスに苦しんでいます。あらゆる肢位でクロスが優勢です。

まずはこの頑固なクロス，立ったり歩いたりする時にこのクロスをなくせるといいですね。

両側の股関節，膝関節，足の痙性コントロール手術に取り組みました。立った状態の時にもクロスがなくなっています。立った時にクロスしないように股を開いてもらうのは至難の業ですね。特に長・短内転筋を切ることなく温存して美しく股が開いているのに注目してください。

注）いったん長内転筋を切ってしまうと，立った時のような高度のバランスを要する時などにクロスがかえって強く出てきます。どのように強いクロスもふっくらと治る点に注目してください。参考にしてください。

図２例目：歩行不能例　術後スタスタ歩き始めました（写真１―５b）

歩けない児がスタスタ独歩で歩けることは整形外科では珍しいですね。痙性股関節コントロール手術では，このことが可能になります。

（手術前１）

自力で立っていますが，なかなか歩き始めが遅れています。

（手術前２）

少しずつ一歩一歩牛のようにゆっくり前進を始めています。なかなかここからスタスタ歩きに移れません。もどかしさい時期が母親にはあったといわれます。

（１回目手術）

選択的痙性緊張コントロール股関節手術で一気にすたすた歩けるようになりました。ママは大喜びです。しかし左股が内旋しています。右足は内反に変形しており，さらなる手術を求められました。もっと美しくしてほしいとのことです。右足にたいして，外反尖足を治す外反尖足手術をしております。２回目手術後，きれいに治っています。

（２回目手術）（足の手術で）

右股の内ねじれ，右足の内反はきれいになくなりました。元気に歩いています。

ママからは次のテーマとして左股の内ねじれを治してほしいと言われました。でもその後のリハビリでこれも治ってしまいました。ともあれ手術で一気に歩けるように，しかも走れるようになってとっても喜ばれています。

脳性麻痺は整形外科手術で目が覚めるように治る時代に入っています。

Ⅰ－14　頚の異常なねじれ，アテトーゼの動きもなくなる。側弯変形も動きを残して，きれいに治ります

脳性麻痺にかかったお子さんのお父さん，お母さん。脳性麻痺の整形外科は単に「変形，拘縮を治し，リハビリをやりやすくするだけで麻痺の動きは治せないだろう」と思われるかもしれません。あるいは単に「装具がつけやすくなる，効果はあるだろう」と思われるかもしれません。あるいは「介護がしやすくするだけ」と思われるかもしれません。整形外科手術では「硬い動きがやわらかくなり，正常の動きに近く動き始め，体をしっかり支えて変形が少なくなって，スタイルがよくなる」なんて夢のまた夢と考えられるかもしれません。

その昔，40 ～ 50 年前までは確かにその通り，脳性麻痺を美しく力強く正常な動きに変えるなんて思いもよりませんでした。確かにその通りであったし，今なお脳性麻痺の異常な動きは，整形外科では正常に近くは治せないと主張する先生もおられるようです。

しかし，それではあまりに寂しい。暗黒の世界で変形，拘縮だけ矯正して，後の動きはリハビリ任せに無責任な手術をし，後の姿勢が悪いのは「リハビリをしっかりしなかったから」と親の責任に転化させるように思えますね。諦めばかりが募るこれまでの整形外科治療でしたね。

しかもこれは決して整形外科が駄目というわけではなく，整形外科以外の医療もほぼ同様で，力強く，美しく正常に近い動きを引き出すには至っていないかに見えます。しかしながらすでに述べましたように，整形外科医の研究であの治療の難しかった脳性麻痺のクロス，股の内ねじれ，変形がすっきりとスタイルよく，やわらかく，ふっくらと，力強く治るようになったのです。このほか，脳性麻痺のあらゆる重症度の高いすべての異常な動き，あらゆる変形，拘縮がより正常の人のそれに近く治せるようになったのですね。

今日はこのうち特に難しいと考えられてきた脳性麻痺のアテトーゼ不随意運動のねじれの動きが，神がかりというか奇蹟的な治り方をして，正常の動き，正常の形に近くなり，帰っていく実体を見ていただきます。どのようなひどい異常もすっきりと治るようになっていますよ。どこのどの治療法よりもきれいに治り，動きも正常に近づきます（写真１―18，動画 017，018）。

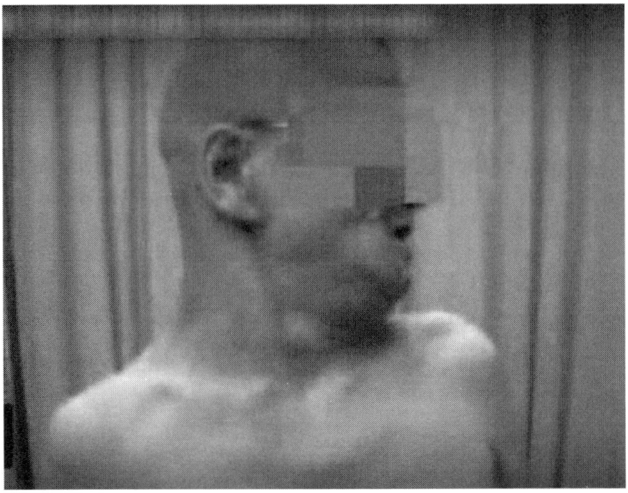

a. 術前

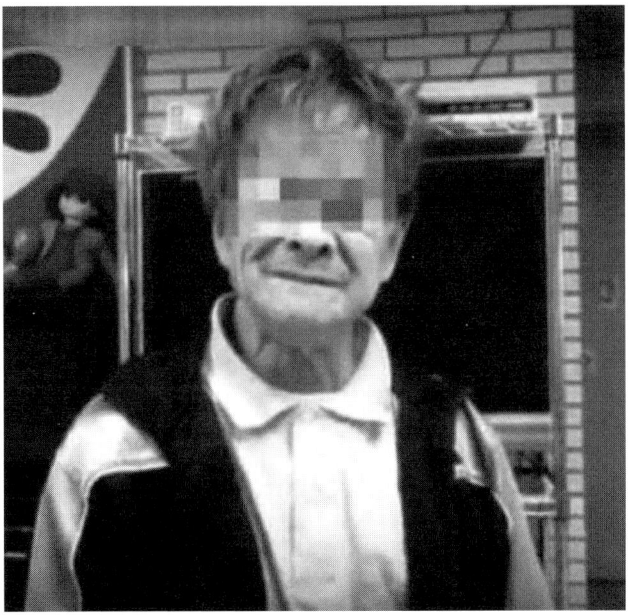

b. 術後

写真１―18（動画 017，018 より）

Ⅰ－15　頚がねじれ倒されたアテトーゼ脳性麻痺を治す夢の整形外科

写真１―19（動画 011 ～ 014）は，寝たきりで起き上がれないアテトーゼ脳性麻痺の 70 代の男性です。アテトーゼの異常なねじれの動きと右倒れの変形があります。右前の方に頭が倒れ，第１頚椎が前の方に曲がり，8mm ほど脱臼しておりました。２年前に骨の手術（堆弓切除術）を受けたものの変化ありません。２ヵ月前から全身が完全に麻痺になりました。最近ほかの病院で再手術（椎弓切除術）を受けましたが，全身の麻痺は全く良くならず，頭や下半身に電気の走るような痛みも走る，とのことです。

もうこれ以上の治療法はないと宣言されたと言われます。何とかならないかと外来を訪ねてきました。これも脳性麻痺の１つのタイプです。寝たきりです。

整形外科は脳性麻痺では変形，拘縮を治すだけだからこのような不随意運動や寝たきり状態，そして電撃痛は治せないと従来の古典的整形外科では手が出ないということになりますが，新しい整形外科の選択的痙性コントロール手術では頚の周りの緊張した硬い筋を切り離して，頚のねじれ，傾きを取り除いてやれば頚の脊髄の圧迫が少なくなって，頚がまっすぐ立ち上がり体力が回復してくるのではないか？ 同時に全身の電撃痛も良くなるのではないのか？ と考えるのです。頚の周りの４方向でかたい筋（頭最長筋，頚最長筋，肩甲挙筋）18 本を 22 ヵ所で３回に分けて切り離しました。このほかに右肘のつっぱりを除く手術，右膝の曲がり拘縮を緩める手術をいたしました。頚の周りのやわらかい頚をまっすぐに支える板状筋，半棘筋といった大事な筋はすべて大事に温存するのです。これらのやわらかい頭を支える筋が活性化するのです。手で支えてのお座り，ベッドの横での腰掛け座り，つかまり立ち，自力での立ち上がり，そして支えられての歩き，一人歩き，と動画で見られる通りの目の覚めるような改善が得られ，５ヵ月後お家に帰って行かれました。寝たきり状態から一人歩きまで！

「整形外科手術では脳性麻痺は良くならない，リハビリを助けるだけである」という時代は終わりました。「頚の整形外科的痙性コントロール手術」は，多くの目の覚めるような改善をアテトーゼ脳性麻痺患者さんに与えてくれる夢の豊かな手術となっています。

「1 － 18」のケースも賢部筋筋解離術でまっすぐ前を向いて歩けるようになっ

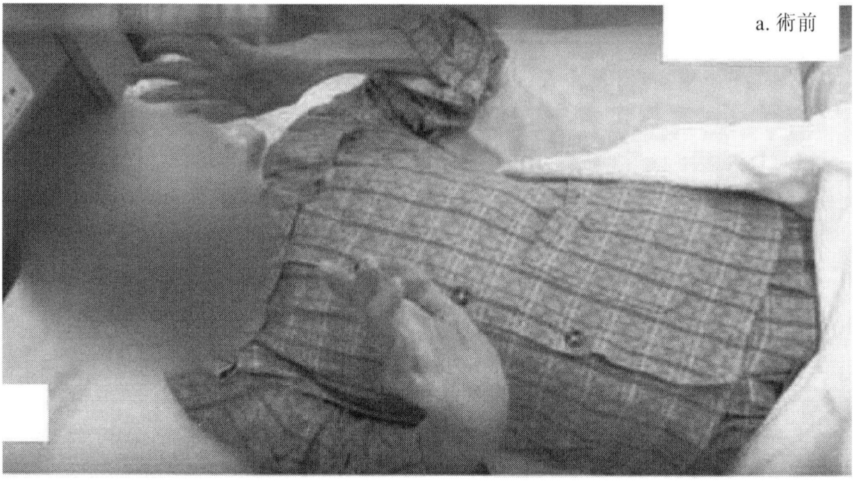

a. 術前

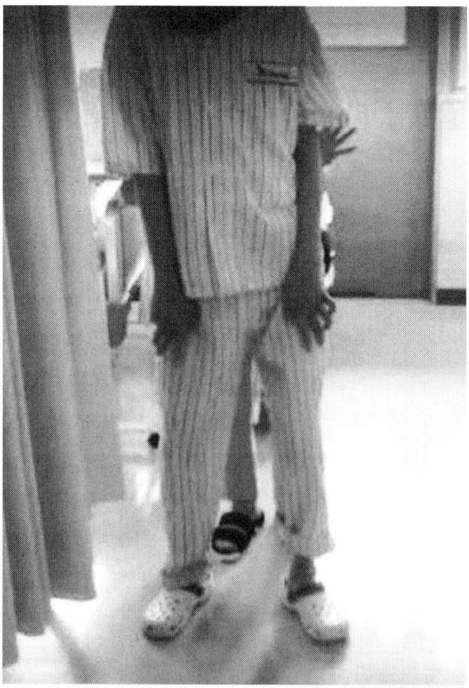

b. 術後

写真 1 —19（動画 011 ～ 014 より）

てます。

Ⅰ－16　脳性麻痺の二次障害：　頚からの全身の痛みとしびれ

脳性麻痺のもう１つの大きな痛み（２次障害）はアテトーゼ患者の頚の荒々しいねじれ，曲げ伸ばし回旋の動きのくり返しによって起こってくる頚椎症性神経根症の痛みと，さらにこれを放置しておいたため起こってくる頚の脊髄が圧迫されて起こる頚椎症性脊髄症によってくる痛みとしびれがあります。アテトーゼ脳性麻痺の方々にとっては確実に死が近づくという，身も心も凍りつくような恐怖の痛み，放っておくと決してよくなることのない病気からの痛みであります。

この絶望的な頚，肩，腕，手，全体の痛みとしびれは脳性麻痺の場合，頚のねじれの動きを自分で止めることが出来ませんから，絶対によくなることはありません。少しずつ強くなる痛みを我慢して生きていくしか方法はないのです。

私もその昔テニスをやり過ぎてこの痛みに苦しんだことがあります。頚椎という頚の骨の間の椎間板軟骨が横につぶれて飛び出し，神経を圧迫していたのですね。それは絶対的な痛みでした。麻痺のない人の神経圧迫による痛みは頭をやわらかいコルセットで包み安静にしておくと治るので救いがあります。私の場合，１年弱このコルセットで安静しておき治りましたが，ねじれの強い，硬い緊張の脳性麻痺の頚椎症は一生治らず悪くなり，脊髄まで圧迫され，恐怖の痛み，治ることのない壮絶な苦しい痛みが続く脊髄性の痛みに発展します。整形外科の手術もいろいろ報告はありますが，硬い緊張を取り除くことが難しく，かえって頚がぐらぐらになって，症状が悪化する悲惨な結果に終わることも現実の姿として起こってくるのです。

治療法もなく，緊張止めの注射をして，その場しのぎの治療に頼らざるえない地獄の痛みの中でのたうち回りながら一生を終わるという恐い痛み，痺れの病気ですね。

骨の手術で正常の人と同じように治そうとしますが，緊張が頚にあるものですから，なかなか手術後の安定を保つことが出来ず，うまくいきません。でも私たちは痙性コントロール手術との組み合わせの中で整形外科の中で完璧な治療を完成しています。

まず頚の周りの緊張したねじれの筋を選択的痙性コントロール手術で丁寧に切り離し，頚をまっすぐにふんわりと垂直に保てるようにするのです。軽い人で神経圧迫だけの痛みの人はこれだけですっきり治ってしまいます。驚くほど

図1—7　胸鎖乳突筋，僧帽筋の切離

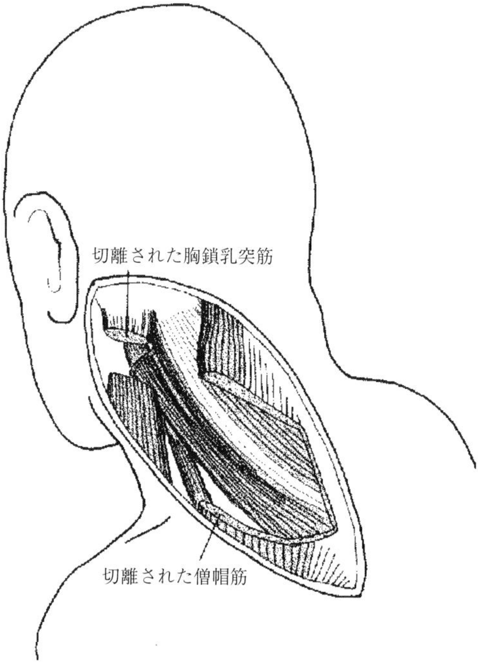

効果的です。全く同じです。頚部解離術を行いまして，頚椎が悪くないためにそれだけできれいに治って元気に歩けています。

頚椎症性脊髄症の死ぬほどの痛みに対しては，選択的痙性コントロール手術で硬く緊張した，ねじれの筋を切り離し荒々しい動きをなくした上で，頚の前の方から脊髄への圧迫を除く前方椎体除圧固定術という手術を行います。これで頚からの痛みやしびれを完全にシャットアウトすることが出来るのです。凄い手術が完成しているのです。骨や軟骨が脊髄を圧迫している所を取り除いた上でぐらぐらしないように脊椎の骨をお互いにしっかり固定しているので，悪くなることは決してありません。悪い動きも選択的痙性コントロール手術で完璧に緩めていますので異常な動きが脊髄管の中に発生することはありませんので死ぬまで安全なのです。

頚の選択的痙性コントロール手術と前方除圧固定手術の組み合わせで，この恐い究極の痛みを整形外科で完璧になくすことが可能になっているのです。

痛みという脳性麻痺の人を襲う二次障害は，薬や注射では本当の意味で治りません。整形外科手術で痛みの本質を取り去ることが必要であり，可能になっているのです（図1―7，写真1―4（27頁）。正しく除圧出来る前方除圧術が必要なのですね。

Ｉ－17　脳性麻痺，ジストニア，脳卒中の尖足，内反足を治す

古典的医学で脳性麻痺，ジストニア，脳卒中で起こる尖足，内がえり足は本当に治る？

面白いですね，まだ20代だった頃若い脳性麻痺の方々に会った時の印象です。脳，中枢神経が壊されていて当然尖足が起こっています。つま先立ちの青年，歩きにくそうな17～18歳の若者がたくさんいました。痙性だけを抜き取れたらいいのに，尖足の痙性が取れたら歩きやすくなるのに，と思います。しかし現実は悲しいかな29歳の頃の私には，尖足治療については何の経験もありません。整形外科ではアキレス腱延長術という手術法しかない，と思っていました。

しかしアキレス腱を緩めると痙性が少なくなるけれど，同時に体を支える足の踏みつけ力も少なくなってしまいます。リハビリの専門家は手術を嫌がるのです。決して力強く踏みつける足にはならなかった。悲しいほど無力な整形外科医でした。痙性だけを少なくする方法があればいいんだ，と思っていました。しかしそのような夢のような治療はなかったのです。

では他の治療部門はどうか？

リハビリ部門では脳性麻痺の尖足は治らなかったですね。重い装具をつけて歩かせるだけ，本人も親も決して満足しません。

今はやりのボトックスはどうか？

これも決して治ることはありません。ボトックスを注射してギプスをはめたり，装具をはかせたりします。しかし一時的に変形が矯正されたりしても一生力強く踵のついた安定した足には決してなりません。簡単なつま先下がりの尖足変形がどうしても美しく力強く治せない古典的医学。

では脳神経外科の近代治療ではどうでしょうか？

大きく脳神経外科への期待が深まるところです。しかしジストニアの項で示す写真１―20（動画019，020），深部脳刺激症法DBS（淡蒼球刺激症法）で治療したレディで見られるように，もの凄い足の裏が天井をむく内ねじれのジストニア緊張が残り，足の尖足治療の脳神経学的治療の困難さが示されています。写真１―20に見られるような脳性麻痺，ジストニア，脳卒中の尖足，内反足，外反足の変形は，脳神経外科でもそう簡単に治らないことが示されています。

もう１度私たちは脳性麻痺，ジストニア，脳卒中の足の変形はそう簡単では

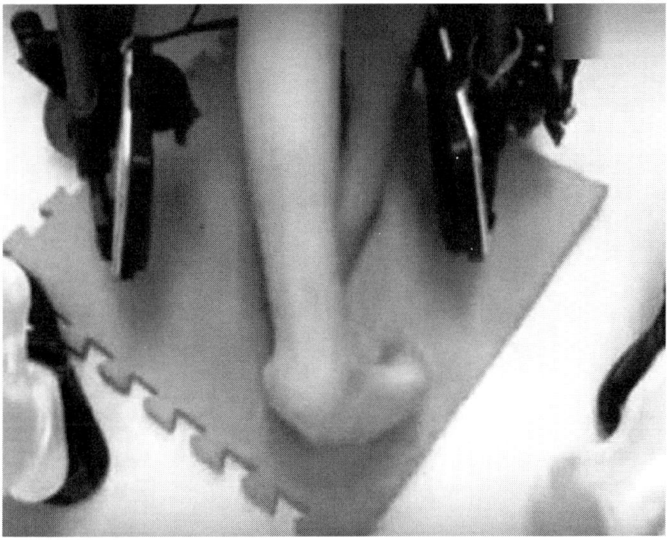

a. 術前

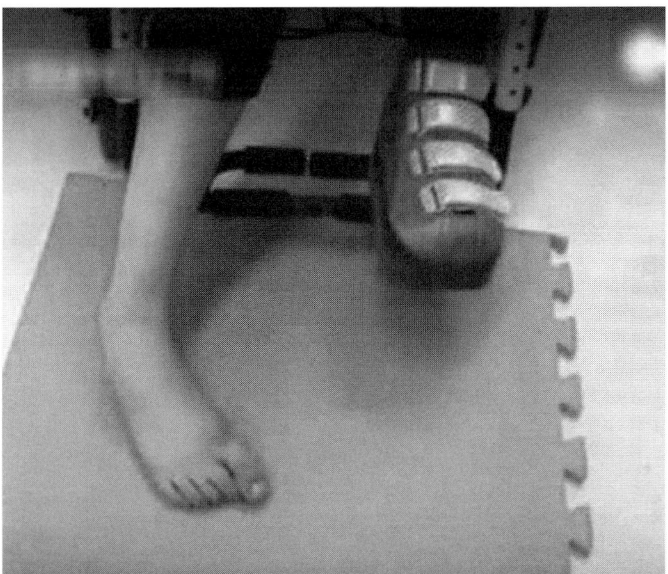

b. 術後

写真１—20（動画 019，020 より）

ないとの原点に立たなければなりません。ではこの困難なテーマにどう立ち向かえるのか？

Ⅰ－18　脳性麻痺，ジストニアには痙性の筋だけを選択的に切り離せる夢の手術があった

しかし，このような困難の中，私たち整形外科医は筋の機能を調べている間に，体の中の筋にはジストニアや脳性麻痺の痙性の硬い荒々しい動きをする悪魔の筋（野生の筋）と，人間らしくやわらかくふっくらとした筋（人間特有の筋）と2つの種類の筋があることに気づいたのです。

面白いですね。運動医学的に，ジストニアとか脳性麻痺の痙性の強い頑固者の悪魔の筋と，やわらかく人にやさしく働く筋がはっきり分かれていることを発見したのです。

ジストニアの筋とか，痙性の筋とかが，ほかの正常の筋と別れて離れてあったらいい，という夢にまで見た現実がそこにあったのです。脳性麻痺，ジストニアの患者さんは脳性麻痺，ジストニアの悪魔の筋だけを切って，やわらかい筋に変えてしまえば正常の動きに帰れることが分かってきました。もちろん脳性麻痺も硬い痙性の筋だけを切り離し，やわらかい筋に変えてしまえば，上手にやればやるほど正常の動きになるという夢の発見です。

写真1—12（39頁），1—21の少年をご覧ください。

術前の歩行では強い尖足で体全体もかがみ肢位で不安定に歩いています。足では大きく12本の筋が硬く痙性で緊張しています。これらの硬い腱の部分を一つ一つ変形の程度緩めていき，やわらかい筋に変え，もともとのやわらかい人の筋を活性化し，麻痺の足に正常な足の筋バランスを生み出す。ゆったり動くふっくらした人の足，力強い人の足が生み出されるようになったのです。

麻痺の足は整形外科の手で美しく治るようになりました

もう脳性麻痺の足には何をしても治らない五十歩百歩の時代は終わりました。写真1—21の少年のような強い尖足の足も，ふっくらとした格好のいい，しかも力強いふくらはぎと足に変える夢の手術を整形外科手術で生み出せるような時代になりました。麻痺の少年少女に美しい力強い歩きをプレゼント出来るようになったのです。

残忍なジストニアの足も同じです。写真1—20（77頁）のこむら返りで死ぬほどふくらはぎが痛く苦しみ続ける乙女の足の悪魔のジストニアの腱を切り離

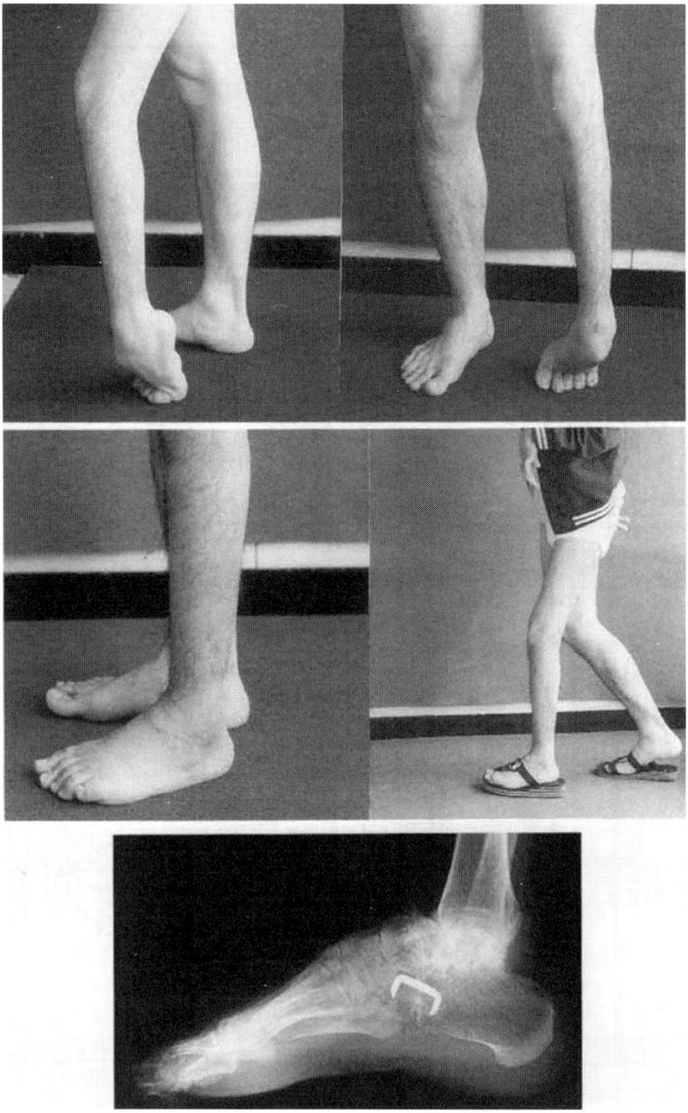

写真１—21　全足関節固定術による尖足の矯正と術後の安定
上段：20 歳男子，痙直型片麻痺。固い内反尖足を示す。
中段：全足関節固定術後の矯正位。装具なしの活動的歩行が可能となった。
下段：術後 X 線写真。

し，人の美しい痛みのない足を生み出します。ジストニアの痛みの全く残らない治療をするのです。痛みの全く残らない痛み止めでジスキネジアの起こりやすい精神病薬，うつ病薬の多種かつ多量の薬を飲まなくて済むようにする整形外科の治療が完成しています。この乙女から悪魔のこむら返りの痛みは消え，笑顔がよみがえり，足の裏が地面にむき，後に置かれている装具をつけて歩けるようになりました。次は足の裏のジストニアの筋を緩め，足裏の痛みをとり去り，骨・関節の変形を治せば，痛みに苦しむことのない普通の人になります。近くの少女は急ぎもとの次の整形外科に移って行かれました。

Ⅰ－19　脳性麻痺の足の変形は美しくやわらかく力強く治せるよ

写真１—22（84 頁）の男性をご覧ください。しかし整形外科選択的痙性コントロール手術が適切に丁寧に行われると，図１—22（84 頁）に見られるように美しく，やわらかく，力強く，限りなく正常の形・動きに治せるのです。変形が強く，本音をいうと，普通のアキレス腱延長術や内反足術では決してこのようにきれいに治らないのです。逆に変形を十分に治そうとしますと，足首を踏みしめる力が弱くなり，一生重い補装具をつけて，重い足を引きずりながらの煩わしい人生を歩くことになります。

長い間の研究の結果，選択的痙性コントロール手術をこの少年の足の変形に応じて駆使して治すのです。力を残して治療することが可能なのです。力強く補装具を使わないで歩いているところに注目してください。

この少年のかがみクロス肢位歩行もきれいに正常の姿勢に近づいてますでしょう。もちろん，股関節や膝関節そして体幹の変形（反りなど）も同時に前もって選択的痙性コントロール手術を行い，人の形に近づけています。しかし，足の変形が美しく力強く治り，体の重さをしっかり支えないとこのようなスタイルの力強い装具なしでの歩行は出来ないのです。その意味で脳性麻痺の変形の中では一番体を支えるのに大事なのは足であり，足の正常化が欠かせないのです。

私たち，運動医学整形外科はこんなに難しい脳性麻痺の足も美しくやわらかく力強く治せるようになっているのです。足のねじれ変形は現代整形外科選択的痙性コントロール手術にお任せください。

力を残したまま，足の形を美しく変え，やわらかく踵をつけて歩けるようにします。整形外科の選択的モーション制御コントロール手術，もちろんジストニアの足も力強く治せます。こむら返しの痛みに苦しむジストニアの足もきれいにやわらかく形を整えつつ，凄い，ひきつるような体全体の恐怖の痛みを取り除くことが可能です。

Ⅰ－20　両尖足変形を治す。足，股，膝，腰の四種類の選択的痙性コントロール手術

写真1―22をご覧ください

中学3年生の男子14歳です。強い尖足が両足にあり，典型的な内旋内ねじり歩きをしています。腰の反りも強いですね。

① 股関節の曲がり，内ねじれを治す手術を始めに行いました。

② 同時に両膝の曲がりを治す手術をしています。

この2つの手術で股の内ねじれをなくしてしまいます。一側で9本の腱を緩めます。

③ 次に両尖足を矯正する手術を行います。両足の選択的痙性コントロール手術です。一側で5本，他側で6本の腱延長術を行います。

④ さらに腰の反りに対して背筋と腹筋の多関節筋を腹部2本，背部2本を緩めます。

こうして股関節，膝関節，足部，背部の硬く，荒々しく働く多関節筋を，併せて8つの関節で緩めるのです。すると残っているふっくらとした人特有の単関節筋が一体としてふっくらとやわらかく働き始め，姿勢がよりまっすぐに伸びてスタイルよく歩き始めるのです。足の形を見ながら内側の腱を緩めたり，外側の腱を緩めたりしながら，内反，外反の両方向に偏らないようにして，正常の足を生み出していくのです。

体幹の筋バランス，両股，両膝の筋バランス，両足の筋バランスが正常にとれますと，左右に倒れにくい，より正常な足になっていくのです。このように，両股の内ねじれ，両膝の曲がり，両尖足，両側の腰の反りの4ヵ所で痙性だけを取り除く筋の手術を行い，体全体の痙縮を除いていくのです。

脳性麻痺の硬い痙縮はこのようにして，体の主な部位で一つ一つ丁寧に多関節筋を緩めていってしまうのです。脳性麻痺の特有のかがみ肢位はこうして4つのレベルの痙縮筋を緩めてしまうことで，美しく治っていきます。選択的痙性コントロール手術の稠密な治療でかがみ肢位は美しい姿勢になれるのですね。杖歩行が実用になりました。

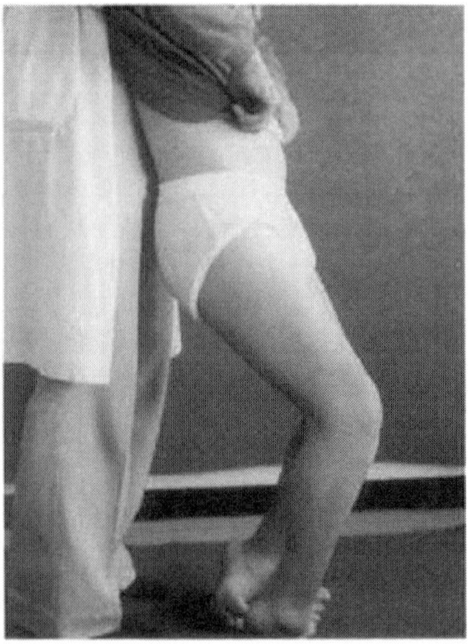

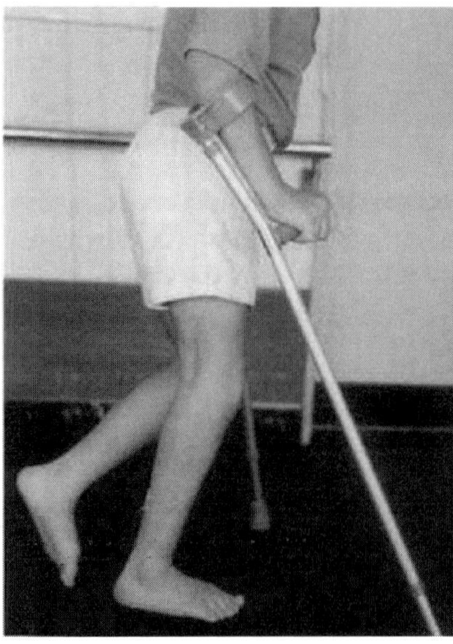

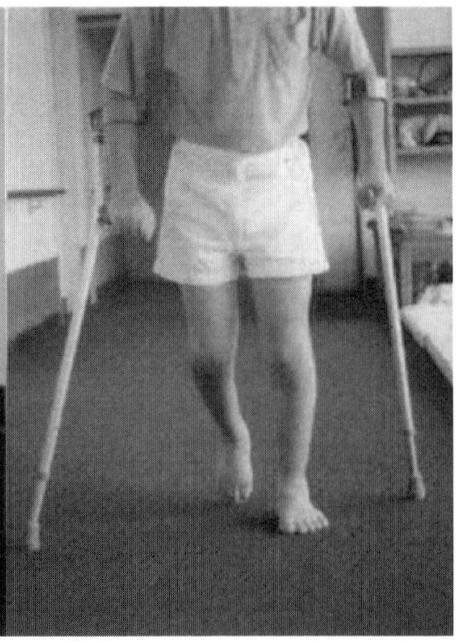

写真 1 —22　膝関節屈曲抗縮解離術

上段：15 歳男子，痙直型両麻痺。膝関節，足部内反変形とあわせ歩行不能である。

下段：ハムストリング末梢，腓腹筋中枢部分解離。内反尖足矯正施行。術後，装具なし。
ロフストランド杖歩行が実用化した。

Ⅰ－21　あらゆる脳性麻痺は痙直コントロール手術で美しく治せます

脳性麻痺の治療は各分野で積極的に薦められ，いろいろな改善が見られているとされています。しかし，よく見ますと，本当に生きていくのに必要な大事な力強さを持った改善が得られているか？ 今一度振り返って見直すときではないのか？ とも考えられる。少し振り返って考えてみたいと思います。

これまで力を生み出し，美しい動きを引き出すことは絶望と考えられていた脳性麻痺，脳卒中の痙性麻痺，ジストニア，ジスキネジア，アテトーゼと呼ばれる異常な不随意運動など，治療の困難な麻痺状態に対して，体を前にゆったり前進させたり，体を立つ姿勢に保ったり，腕を上に伸ばしたり，手指でスプーンをしっかり持ってすくったり食べたり，深く呼吸をしたり，生きて，生活し，仕事をしたりするのに必要な関節や脊椎の力を生み出し，より人の正常な動きを育てる医療が整形外科という運動とか動きの治療を担当する部門でようやく出来るようになりました。その基礎となっている考え方が，整形外科選択的痙性コントロール手術といわれるテクニック，とその考え方のような気がします。そしてクロス的ねじれ歩行の改善です。

細心にこれまで育て上げたこれら整形外科の知識，経験の積み重ね，科学的思考で，これまで不可能とされていた全身の関節に働く，体を支えるやさしい力を生み出し，やわらかく，かつ力強い動きをもたらす腰椎の椎間困難を行わない夢の治療が可能になっています。

これから一つ一つ，このうれしい事実が本物であるかどうかを，ぜひ皆様とともに検証し，さらなる改革の道を開いていきたいと思います。一人一人のもっている最大の力を引き出したい，と願うものです。

硬い麻痺に力をよみがえらせる

これまで，ふっくらとした力を生み出し，美しくやわらかい動きを引き出すことは絶望と考えられていた脳性麻痺，脳卒中の痙性麻痺，ジストニア，ジスキネジア，アテトーゼと呼ばれる異常な不随意運動など，治療の困難な硬い麻痺状態にたいして，体をゆったり前進させたり，体を直立位に立つ姿勢に保ったり，腕を上に伸ばしたり，手指でスプーンをしっかり持って，すくったり，食べたり，深く呼吸をしたり，生きて，生活し，仕事をしたりするのに必要な関節や脊椎の力を生み出し，より人の正常な動きを育てる医療が整形外科という運動とか動きの治療を担当する部門でようやく出来るようになりました。

細心にこれまで育て上げた整形外科の知識，経験のつみ重ね，科学的思考で，これまで不可能とされていた全身の関節に働く体を支える力を生み出し，やわらかいかつ力強い動きをもたらす夢の治療が可能になってきています。

これから一つ一つ，このうれしい事実が本物であるかどうかをぜひ，皆様にまず知ってもらえれば，と思います。

Ⅰ－22　あらゆる脳性麻痺変形・異常運動をより美しくより力強く治す

脳性麻痺という病気，よりスタイルよく美しく，よりふっくらとやわらかく，力強さを残してバランス良く治すことは一見難しいように見えますね。

しかし，よく観察して，一つ一つの局所，関節を整形外科的に治していきますと，気持ちよくきれいにやわらかく治っていくのですよ。選択的痙性コントロール手術を用いて，明らかにふっくらと力強いスタイルのいい形になり動きもより正常になっているのです（写真1―5，29頁）。

歩けない，股関節が内転して尖足が起こってきて，自分一人で立てない脳性麻痺にかかった4歳の幼児です。両方の下肢がつっぱって両股関節は内転，内旋し，両膝はつっぱって両方の足には尖足があります。自分で立てずに，起き上がることも不可能です。この重度のお子さんの機能をどうやってあげるのか？何か治療の余地があるのか，と迷うようなお子さんです。

① 両股の内転。内旋変形が強く，先々に両側の股関節脱臼が起こってきそうですね。脱臼を予防する手術を行ない，同時に股関節の内転，内旋を矯正しなくてはなりません。

② 次に両側の足に尖足変形が起こっています。この足の変形も同時に矯正しなくてはなりません。

③ さらに両側の膝も硬い。

④ 背中も反りやすく，変形が起こりそう。とにかく腰椎の骨固定だけはやめたい。

⑤ 両方の肩も硬く，動きが悪い。

⑥ 両手はどこまで使えるでしょうか？

とにかく体全体の筋が緊張して動きがとりにくい状態になっています。

一つ一つ硬い緊張した筋を緩めたいですね。なかなか簡単にはやわらかくはなりません。

・リハビリは無理，ストレッチも効果はありません。

・ボトックスも一時的，長期的には沢山してもよくならない。

・脳神経外科もこの局所には適応はありません。

・整形外科も従来の内転筋切腱術では無理で再発してきます。脊椎固定術を行わない。腰椎に一定の可能性をもったやわらかい脊椎をもたらす事が不可欠ですね。その上で局所局所の固定化した状態を取って全体の機能をあげるのが最善でしょう。

それにしても別の形の変形が起こってきます。

なかなか簡単には治らないところで，私たちは整形外科選択的痙性コントロール手術でこのクロス変形を治そうと，苦心を重ねてまいりました。もがきながら次のようなステップのところまで来ています。

股関節と膝関節で表１—１のような手術をしました。

いずれも長い腱のついた筋だけを選択的に緩めてみました。瘡は小さく，ほどんどの筋部分は温存しています。

この手術で下肢の全体の筋はやわらかく変身し，写真１—５b（29頁）に見られるように，体を支えるやわらかい下半身が生まれたのです。両方の足が前を向いて体を支えているのが分かります。繊細に痙性筋の部分だけを切り離し，抗重力筋成分を温存すると，このように美しくやわらかく治るのです。

私の経験ではこれ以外の方法ではやわらかく，しかも力を残しての成果は得られておりません。まず，クロス，内曲がりの股関節，尖足を持って歩けないお子さんはこの下半身ををやわらかくする選択的痙性コントロール手術が第一の選択となり，さらに体幹，上肢は体幹，上肢の痙性コントロール手術を将来検討することにしています。

表1—1

	右	左
大腰筋	カット（腱部全部）	カット（腱部全部）
大腿薄筋	カット（腱部中枢部）	カット（中枢腱全カット）
大腿直筋	中枢腱スライド延長	中枢腱スライド延長

これで股の屈曲を治す。

大腿筋膜張筋	中枢腱カット	中枢腱カット
半膜様筋中枢	中枢腱カット	中枢腱カット
半腱様筋中枢	SL スライド延長	SL スライド延長（中枢で腱部だけを緩める）
大内転筋ハム腱	末梢腱カット	末梢腱カット
大内転筋内転筋	FL 末梢筋内腱部分延長	FL 末梢筋内腱部分延長

これで内旋を治す。

両膝では

大腿直筋末梢	FL（末梢筋内腱部分延長）	FL（末梢筋内腱部分延長）➡膝を曲がりやすくします
半腱様筋	SL（末梢腱スライド延長）	SL（同左）➡　膝を延ばす

大きく硬い腱の所だけを 14 ヵ所で緩めました。

足の関節では

長趾屈筋	SL（末梢腱スライド延長）	SL（同左）
長母趾屈筋	SL（同上）	SL（同左）

これで指を延ばす。

後脛骨筋	FL 末梢筋内腱　下 1/3 延長	FL 末梢筋内腱　下 1/3
長腓骨筋	FL 末梢筋内腱　中 1/2 延長	FL 末梢筋内腱　中 1/2

これで足の内外反を治す。

腓腹筋	FL	FL
アキレス腱	SL0.7	SL1.0

まず，腓腹筋だけを切離，更にアキレス腱を延長する。これで尖足をやわらかく治す。

肩の緊張には肩関節解離をして広背筋をゆるめ，更に右頚部最長筋の切離を行います。

I－23　重い脳性麻痺の治療

お父さん，お母さん，脳性麻痺は簡単には決して治りません。どこかの神経を切ってすっときれいに治った，なんてことは決してありません。治ったにように見えても，力が弱くなったりそう簡単には治らないのは，誰も良くなった動画や，写真を見せていないのを見ても明らかです。整形外科では，でも一つ一つ硬い多関節筋の動きをよくして，やわらかくふっくらと，力強く治せるのです。

参考までに重い脳性麻痺の治療をどのように行っていくのか具体的に語ってみたいと思います。整形外科では股関節から治していきます。

まず，脳性麻痺四肢麻痺で歩けない青少年をどう治すか，全身の麻痺をどう美しく治せるかの総体的な考え方について考えてみます。

一見してどこから手をつけて治していくか少し語ってみます。

1　股関節脱臼，股内転，内旋拘縮を治す（大腰筋腱切腱術）

一般的には両股関節の内転，内旋，屈曲の変形を治すことから始めます。

最も一般的なポピュラーな変形は股関節屈曲変形ですね。内転，内旋変形が起こり，少しずつ股関節脱臼が起こってきます。この股関節脱臼は少しずつ起こってきますので，まずこれを治すことが必要です。これをうまく治して，その上で変形を除いていくのです。脱臼を起こす頑強な荒々しい筋にはいくつかあります。

a. 大腰筋延長術（股関節前面の第一皮切より）

まず股関節が曲がっているのを治します。第1の頑強な股内転，屈曲筋で，脱臼を起こす原因の筋は，大腰筋という筋ですね。頑強な内転，内旋，屈曲の筋で，これはボトックスなど筋を緩めさせる注射などでは簡単には緩めることの出来ない，丈夫な粘り強い多関節筋（いくつもの脊椎から大腿骨の小転子にくっつく筋）になります。同じ名前で，一緒に働く筋ですが，骨盤から大腿骨についている腸骨筋という短い単関節筋があります。これはふっくらとしたやわらかい筋で腸骨から大腿骨小転子についています。やわらかく股関節を力強く屈曲させる筋ですね。一般的にはこの２つの筋が合流して腸腰筋と言います。

脳性麻痺選択的痙性コントロール手術ではこの２つの筋のうち大腰筋は硬くて荒々しく働くので，これをカットして（cut）働かなくしてしまいます。これで荒々しく股関節を曲げる力が少なくなります。やわらかくなります。

一方，単関節筋である腸骨筋はこれからもやわらかく股を曲げてもらいたいので，切り離せず温存するのです。硬い大腰筋のつっぱりは消え，やわらかい腸骨筋だけがふっくら動くやわらかい股関節屈筋に変身します。股関節の屈曲筋がやわらかい筋に変身するのですね。

さあ，これで股関節の動きがやわらかくなる第一歩の手術が始まります。ほとんどの股関節の曲がったお子さん，股関節脱臼の傾向が見られる人は全部大腰筋を切るこの手術を行い，体をやわらかくし，脱臼を予防し，しかも曲げる力も残すのです。大事な手術です。

一方の丈夫なばねのある長くて太い筋，大腰筋は，脳性麻痺の股関節の過緊張を生み出し，股関節を屈曲させ，内側に曲げ，しかも，さらに一側に内旋させる極悪の筋になります。スポーツとして走る時には，勢いよく，股関節を曲げるのですけれど，脳性麻痺では勢いよく曲がりすぎて，曲がった姿勢をとるのですね。これを手術で緩めて股関節を延ばし，曲げる力を少なくするのです。でも曲げる方の筋は，単関節筋の腸骨筋が働きますのでやわらかく働きますので，ふっくらした力は残ります。

この荒々しい筋を切り離しますと，股関節の裏側の筋で股関節をふっくらとやわらかく伸ばす，単関節筋の大殿筋が働きやすくなり，股関節が伸びてくるのです。大殿筋は股関節の外旋筋ですので，股関節が，外旋気味にスタイルも良くなります。お尻の筋がふっくらと盛り上がってくる何ともいえない豊かさを持った手術なのです。大事な外旋。伸展，抗重力筋です。

日本での脳性麻痺の整形外科は，股関節ではもともと内転筋の切腱術から始まりました。クロスを治すのに長内転筋が適切な手術と思われますね。しかし，実態はそうではなく内転筋切腱術では何も治らなかったのです。股は思ったように開かなかったのですね。何も良くならない手術でした。1950 ～ 1960 年代の内転筋切腱術に始まった脳性麻痺手術はここで停滞します。今もこの停滞は続いているのです。

長・短内転筋は本来切ってはならない大事な筋だったのですね。

しかし，1970 年代新しい発表がなされたのです。アメリカの Bleck という先生が脳性麻痺の腸腰筋リセッションという手術法を『JBJS』というアメリカの著書に発表されました。脳性麻痺の股関節屈曲拘縮にたいし，腸腰筋という大きな股関節屈筋を小転子から外し，股関節前面に縫いつけるという大胆かつ画期的治療だったのです。大きな一歩だった気がします。私自身も一歩先を越されたかなと思った瞬間でもありました。でも素晴らしい発想でもあったのです。荒々しい痙性が取れていく手術でもあったのです。

しかしよく研究しますと，腸腰筋は関節に縫いつけられるだけなので働かなくなります。屈筋として働かなくなってしまうマイナス面はないのか？ という疑問も同時に感じられ，まだ自分の手術とするには抵抗がありました。

しかしこの時期，これらの脳性麻痺手術を検討し，Baumannn, Rang 氏らは大腰筋の内旋筋説を語り，私自身も大腰筋と腸骨筋の間に決定的な機能の差を見つけ，しかも大腰筋が頑強な痙性の高い内旋筋としたのです。

・大腰筋は長くて太くて荒々しく水平方向にしか働かないけれど，効率よく働く体を前に進める推進筋である。
・一方，同じ腸腰筋の中に位置しているけど，腸骨筋は短かく，体幹を後に倒れないように垂直位に保持し，大腰筋とは異質な大事な抗重力筋である。

と考えました。単純な考えですが事実のようですね。アメリカの小児整形外科雑誌『Journal of Pediatric orthopaedics』に発表し，この論文で，私は腸骨筋温存の必要性を語ったのでした。

脳性麻痺股を治す唯一の解決策は，大腰筋だけを切る，あるいは延長する，と語ったのですね。選択的痙性コントロール手術がここに始まったのです。大腰筋だけを延長することによって，本当に効果が十分にあったのです。何の問題も起こることなく，ふっくらと股関節がやわらかく良くなる実感のある整形外科手術でありました。早く始める方がいいですね。

写真１—５（29 頁）に見られる脳性麻痺の少年には第１の選択的痙性コントロール手術の手術として両股関節に大腰筋切腱術が行われています。術後の写真では自分で立とうと努力しているのに股関節は内を向かず，まっすぐに前を向き，体を支えようとしています。

写真１—６（29 頁），１—17（65 頁）も同様に大腰筋切腱術が行われています。

私のあらゆる股関節手術にはこの大腰筋切腱術が第１手術として組み込まれ

ています。選択的痙性コントロール手術の始まりです。こうして腱のある長い多関節の筋を見つけ，これをバランスよく緩める手術が始まりました。固い腱を抜き取る手術になります。

b. 大腿直筋中枢腱延長（股関節第一皮切より）

大腰筋を切離しただけではしかし股関節はまだ屈曲して，まだ強い緊張が残っています。大腿直筋という太く長い多関節筋という筋があります。これも緩めないと股関節の曲がったかがみ肢位は決してなくなりません。この大腰筋を切離した後，同じ皮切で，この大腿直筋の延長術をして屈曲緊張をさらに緩めるのです。大腰筋と合わせて切離，延長を必要とします。この全ての股関節手術に組み入れます。これで屈曲緊張はほぼ美しくとれるといってもいいでしょう。さあ，この整形外科の手術で脳性麻痺の股関節の固さがとれてきました。こうして，整形外科ではかたい脳性麻痺の屈曲筋の腱の部分を緩めて，痙縮を一つ一つ除いていくのです。

c. 大腿薄筋中枢腱単独延長術（股関節内側第２皮切）

脳性麻痺の股関節の内転変形をではどうやって少なくするか？ 長，短内転筋そして大腿薄筋という内転筋群をどうする？ 全部切ってしまうか？

いや，温存して長，短内転筋は残し，その外旋力を残すのです。

下肢全体がクロス内転肢位をとっていると，しかも内旋した下肢をどう広げて立てるようにするかということでこの３つの内転筋のうち大腿薄筋という多関節筋を中枢で切り離して，まず少し内転変形を矯正します。股関節の内側を少し開いて大腿薄筋を切り離します。これで股関節はさらにやわらかくなるのです。

この間，長，短内転筋は短い単関節筋なので決して切ってはならないのです。これらの筋は外旋筋でもあります。長内転筋 , 短内転筋は大事な外旋筋として温存します。

d. 大腿筋膜張筋切離術（股関節第１皮切）

股関節中枢から大たい筋膜にかけて走る筋で脳性麻痺では股関節の重要な内旋（内ねじれ変形）を起こす筋ですね。内旋を治すにはこの筋を緩めなくてはなりません。中枢部腱あるいは大腿筋膜附着部でこれを横切りして内旋拘縮を矯正していきます。これも同じ股関節前面の皮切で行います。大腿筋膜張筋は内旋筋です。内旋を起こす悪い筋なのですね。一つ一つの内旋筋を丁寧に緩めていきます。

e. 半膜様筋腱延長術（股関節第3皮切：お尻の皮切）

お母さん方，いろいろ難しい腱が出てきますね。脳性麻痺ではこのような内旋筋はすべて切り離さなければ，内旋，内ねじれ変形は決して矯正されません。次の半腱様筋は内旋筋ですね。中枢か末梢かどちらかで切り離したり延長したりしないと，この筋がつっぱる限り決して内ねじれは取れないのです。この半膜様筋は中枢に太い腱がありますので，こちらを切り離して内旋緊張を除きます。これで更に内旋変形が除かれます。

f. 半腱様筋腱延長術（股関節第3皮切：お尻の皮切）

半腱様筋も脳性麻痺では強力な内旋筋です。中枢か末梢かのどちらかで切腱する必要があるのです。半腱様筋は中枢が太い筋起始部になっています。中枢筋側筋部は温存し，膝の方で末梢腱をZ状延長します。決して中枢で切ってはいけません。中枢筋は股関節を伸展位に保つ大事な部分です。少しずつ内ねじれが少なくなり，この筋の末梢腱延長で，股関節がより外旋方向にやわらかくなっていきます。脳性麻痺の内旋内ねじれ姿勢では，歩行が一段と良くなります。

g. 絶対の脳性麻痺整形外科手術：大内転筋果部腱切腱術（第4皮切）

お父さん，お母さん，脳性麻痺の股関節内転変形を美しく治してあげたいですね。

脳性麻痺の内旋変形治療，なかなか難しいテーマですけど，整形外科の中でどーんと内旋変形が力強く，なくなるようになってきました。

最近では大内転筋という筋が脳性麻痺の股関節の重要な内転，内旋筋であることが分かりました。この筋はもともと股関節の伸筋なのですが，同時に最も強力な内転，内旋筋でもあり，必ず脳性麻痺ではカットして緩めなくてはならない大事な筋であることが分かったのですね。

脳性麻痺を美しく治そうとする方々には決して放置してはならない腱，必ず切らなければならない腱ですね。整形外科としてはこの筋は膝関節の内側，内果部附着部で必ず切らなければならない大事な筋ですね。整形外科しか出来ない完全な切離がもっとも効果的な脳性麻痺内旋変形治療の原点といえます。

この大内転筋を腱内果部で切りますと，あの頑固な脳性麻痺の内旋股関節がすんなり外旋方向に開いてくれるのです。脳性麻痺では大内転筋のハムストリング腱を必ず切って内旋内曲がり変形を美しく治すのです。大内転筋は本来，単関節筋なのですが，その中でこの果部ハムストリング腱の部分は一番筋腹が長く，もちろん腱に相当する部分も長く，脳性麻痺では痙縮が強いととらえられるのです。一種の多関節筋ととらえるのです。

脳性麻痺内旋クロス変形を本当の意味で治すには，この大内転筋果部腱が重要な内旋筋であるという実体をしっかり捉えて治療をしないと，決して治りません。その意味でこの大内転筋内果部腱が大事な内旋治療筋になります。

大内転筋を内旋筋として切るという手術は絶対の脳性麻痺の股内ねじれを治す切札としての整形外科手術です。これなしの脳性麻痺股の内旋治療はあり得ないと言えます。

私の整形外科手術例，すべての股関節手術では全例にこの大内転筋果部腱延長術を整形外科手術として取り入れています。

h. 大内転筋，内転筋腱，筋間腱延長術（股関節第４皮切）

大内転筋にもう１つ大事な筋部分があります。脳性麻痺股関節の重要な内旋筋です。骨盤を後から支える大腿骨の後ろの起始部から始まり，座骨の下面に着いています。末梢より部下半分の薄い腱部だけを部分的に延長します。骨盤を後から支える大半の筋部分は温存します。この筋部分は抗重力筋で温存を図らなくてはなりません。

半膜様筋延長を行う臀部の皮切りで薄い末梢腱だけを延長します。この筋を残すと，何となく軽い内旋が残るため中間レベルで膜状部分だけを延長します。デリケートな内旋筋なので高さは中間レベルを行うことになります。

さあ，これで脳性麻痺股関節部の内旋筋はすべて緩められました。ほとんどの内旋筋は緩み，内旋変形が美しく治っていくことになります。これまでの四つの皮切で股関節部の内旋変形治療は終わりです。

以上，股関節の選択的痙性筋コントロール手術は４ヵ所の皮切で行われます。

この後は残りの内旋は膝で治すということになります。

2　脳性麻痺股関節の内旋変形を治す膝の整形外科手術

i. 膝関節での半腱様筋腱のスライド延長術

膝関節は筋肉の被覆が少なく，脳性麻痺では用心深い緊張除去の取り組みが必要です。膝の後ろに半腱様筋，半膜様筋という２つの屈筋があり，いずれも強い内旋作用があります。脳性麻痺股関節の内旋緊張を治すにはどうしてもこの内旋力を弱めなくてはなりません。このうち，半腱様筋はＺ状延長術で膝関節サイドでこれを延長します。これで股内旋力が弱まります。少し多めに延長します。

一方の半膜様筋はすでに中枢側でカットしてますので，膝ではそのまま残します。同じ内旋筋なのに，片方は中枢で緩め，片方は末梢で緩める，というのも面白いですね。なぜそうなるか，考えてみてください。中枢か末梢かどちらかで延長すれば，内旋変形はとにかくよくなるのですね。しかし，半腱様筋は膝の屈曲緊張も同時に緩めています。筋肉の多い中枢側は股関節の伸展力として温存し，やわらかくのばす筋として働いてもらうのです。一方の半膜様筋は股関節で股関節の内旋と同時に股関節のつっぱりを取ってやわらかくしているのです。脳性麻痺特有の股関節内旋肢位，変形を治すには，いろいろと工夫がされるのです。

さあ，これで曲がった脳性麻痺の膝関節を伸ばしながら，同時に膝をやわらかくし，内旋変形も一緒に軽くしていくのです。脳性麻痺の股関節内旋変形治療にはこのような複雑な難しさがありますが，見てきたような美しい矯正が得られるのです。

j. 脳性麻痺膝の曲がり変形を矯正する整形外科

脳性麻痺の股関節の内ねじれとクロス内旋を治すのに，膝関節では一方では半膜様筋の中枢腱を延長し，もう１つの内旋筋半腱様筋を末梢腱で延長しました。これで内旋に働く筋はなくなりました。両方の筋とも脳性麻痺股関節の内ねじれを起こす筋ですね。とりあえず脳性麻痺股関節の内ねじれはこの整形外科手術で治します。

しかし，まだ膝全体の曲がりの緊張は治っておりません。そこで脳性麻痺の膝全体の曲がりを治しにいきます。

膝の裏に外側の筋，外側ハムストリングといわれる外側広筋という膝の屈筋があります。膝を延ばすには，これを緩めなくてはなりません。これは同時に膝を曲げる同時に股関節を外旋させる痙縮多関節筋でもあります。これを緩めたいのですね。しかし切ると股関節が内旋変形になります。ということで，この筋を切るときには，内旋作用を持ったほかの膝の屈筋，半膜様筋の末梢筋を同時に緩め，内旋にならないように調整します。内旋筋の半膜様筋も大腿二頭筋も同じように筋内腱をほぼ同じような高さで切離し，延長するのです。

こうして脳性麻痺全体の固く曲がった膝が伸び，同時に大腿二頭筋の外旋力と半膜様筋の内旋力が同時に緩み，膝全体が内旋になることなく，膝関節はやわらかくふっくらと伸びてくるのです。私たちの整形外科手術では欠かすことの出来ない大事な手技になります。

選択的痙性コントロール整形外科手術でやわらかく伸びた膝関節は，写真1—17（65頁，動画029～034）で見ていただけると思います 。

k. 膝の曲がりの強い方は，両側の腓腹筋の中枢腱の筋間腱の延長をします

膝の裏に両側に腓腹筋という筋の中枢側のがあり，強い膝の緊張があるときにはこの筋が緊張して，膝が伸びなくなります。この筋は中枢側に腱があり，この筋内腱が固く緊張しています。膝の裏を開き , この筋の筋内腱を切腱して，膝の曲がりを除きます。膝の裏にはこのほかに膝窩筋という短い膝を曲げる抗重力筋があります。これを温存して，膝がやわらかく曲がるのを助けます。

この次は膝の伸展筋緊張をコントロールする整形外科手術の紹介になります。

お父さん，お母さん，もう脳性麻痺，ジストニアはより美しく，やわらかく，力強く治るようになりました。下肢全体の内ねじれを治す選択的痙性コントロール手術の中味を紹介しました。後に残る膝の伸展緊張を緩めて，内ねじれの股関節を治す整形外科手術の話は終わりにしましょう。

l. 脳性麻痺の膝の伸展緊張を少なくする大腿直筋末梢筋内腱切離術

この整形外科股関節の内ねじれを治す手術ではありません。でも股関節の内ねじれを治すハムストリング腱（膝裏の腱）を緩めるときに，起こってくる膝の伸展緊張を少なくする手術として欠かせない重要な整形外科手術の1つであります。膝の曲げ伸ばしをふっくらと，柔らかくする大事な，大事な選択的痙性筋コントロール整形外科手術になります。

手技としては，膝の大腿直筋の裏側にある末梢側の腱部を横切し，大腿直筋の痙性を抜き去る整形外科手技になります。多関節筋である大腿直筋の痙性を抜き取り，膝がやわらかく曲がるようになります。

さて，脳性麻痺両麻痺のかがみ肢位，股関節内転，内旋変形について，その緊張の取り方を整形外科的に詳しく見てきましたが，選択的痙性コントロール手術という考え方は，従来の整形外科の考え方とはかなり異なったもので，長い腱を持った特に多関節筋に緊張，痙性がかなり強く，これを選択的に切っていき，痙性を確実に緩めるというユニークな発想で，しかも，例外はまったくなく，抗重力性を持つ単関節筋を完璧に残す，というものです。

多くの整形外科医が取り組んでおられるのも実際ですし，一方，この選択的コントロール手術に関心を示さない整形外科グループがいるのも事実です。しかし，お父さん，お母さん，この選択的痙性コントロールを組み入れて脳性麻痺のお子さんを美しく，やわらかく，力強く治す，という実感を持っている医師も沢山おられます。

1－24　股関節のクロス内ねじれ姿勢を治す

一方で脳性麻痺の股のクロス，内ねじれは本当に治せるか？

脳性麻痺の股のねじれ，クロス肢位，歩行は，その不安定性と動き，歩くことの効率の悪さもさることながら，本人たちにとって精神的差別，抑圧を受けやすい苦痛を伴ったものではないでしょうか。

① 寝返りの出来ないクロス・内ねじれ肢位

② お座りの出来ないクロス・内ねじれ肢位もある

③ 立つときに出るクロス・内ねじれ肢位

④ 杖移動，歩行器移動に見るクロス・内ねじれ歩行

⑤ 杖なし歩きでのクロス・内ねじれ歩行

など，いろいろな発達段階での内ねじれがあります。

いずれも頑固であらゆる矯正を拒み続け，決して治ることのないと思わせる脳性麻痺独特の股関節の内ねじれです。

私の 50 年間の整形外科手術の中でもなかなか頑固で，決して美しく治ることはありませんでした。それは難しいものでした。脳性麻痺の整形外科で最も難しい変形，姿勢です。

クロス・内転変形にたいしては，整形外科の内転筋手術のほかに内転筋注射，神経外科の閉鎖神経切除などの治療もあります。

確かに整形外科も手術を合わせ，注射・手術が終わってすぐは，治療した施術者が自ら股を広げますと，確かにやわらかくなり，内転変形は一見良くなったように感じます。

リハビリが終わり，家に帰ってお父さんやお母さんが股をお父さん，お母さんの手で広げようとすると確かにやわらかく開くでしょう。

しかし，これらの整形外科を含めた治療では，本人が自力で股を広げ，正常に膝を前に向けて座ろうとしても，立とうとしても，決して思うように美しく開いてくれない，という大きな欠陥があるのです。これまでの整形外科では基本的にねじれは治りません。

内転筋を弱めるだけ整形外科治療では，脳性麻痺の内転クロスは治ったにしても，内ねじれの方も決して治らず，不格好な内ねじれ肢位は頑固に一生残ることになります。ひ弱な整形矯正になると思われます。意外な一面です。よくよく調べますと，長・短内転筋という短い内転筋は，体をまっすぐに上向きに支えるのになくてはならない貴重な大事な外旋筋なのですね。これを整形外科的に切ったり緩めたりしますと，体を支える力が弱まり，治療後の姿勢も美しくなく，ひ弱さを感じ，安定性が増した満足感はありません。

私たちも従来の内転筋の整形外科手術をしていたときには，内転筋という大事な筋を切ってきたので，逆に機能が落ちてしまっていたのですね。

これまでの整形外科手術に満足感がなかったのは当然ですね。さあ，お父さん，お母さん，今，股関節，そして膝関節の手術で，脳性麻痺の股関節内旋という，大きな課題を解決しようとしています。長•内転筋の温存です。

1－25　全身に現れる脳性麻痺の過緊張，変形はすべて治せる

さて，お父さん，お母さん。

脳性麻痺という，怖い病気，軽い動きの緊張の異常から，全身性の重い緊張異常まで，いろいろなレベルで，いろいろな部位で起こってきますね。頚のアテトーゼのねじれから，指の先の握りしめから，肩の引きの緊張，肘のつっぱりから，肘の曲がりまで，前腕の回内変形から，手首の曲がり，親指の屈曲，内転まで，体幹では胸の曲がり側弯から腰椎の反りの変形，側弯症変形まで，これまで述べてきた股関節の屈曲，内転，内旋のかがみ肢位，股関節の脱臼，膝の屈曲変形から伸展つっぱり変形，足の各種変形，尖足，内反足，外反扁平足，足指の曲がり，など，いろいろな緊張，変形，拘縮が，起こってきますね。頚のアテトーゼの場合は，脊椎の骨で，脊髄の神経や，脊髄そのものを圧迫する頚椎症性神経麻痺や，頚椎症性脊髄症になり，その痛みとともに命を縮めていきます。

少し症状が重くなってきますと，呼吸のための胸の周りの肋間筋などが周りの緊張筋で抑えられ，息の苦しい生き方を強いられることになります。

お父さん，お母さん，本当につらいでしょうね。でも，これらの動きの緊張からくるつらい苦しみは，今，整形外科の力によって，必ず少なくすることが完璧に出来ることとなりました。もうすでに，股関節脱臼を起こしたり，不自由な歩きをもたらす脳性麻痺股関節内転内旋屈曲かがみ肢位は，整形外科手術でかなり柔らかくなって，歩きやすくなってきます。これまでどこの医療部門でも治すことの難しかったこの股関節内旋変形はきれいにふっくらと柔らかく治るようになってきました。

股関節内転，内旋変形は，もう私たちのこの選択的痙性コントロール手術でスタイルよく治るようになっているのです。この整形外科的選択的痙性コントロール手術は，硬い緊張の筋だけを強い筋肉だけを選択的に切り離し，やわらかい，ふっくらとした大半は単関節性の筋を温存し，このふっくらとした柔らかい筋を鍛え治すという，とっても科学的な方法です。

この整形外科の選択的痙性コントロール手術は，私が脳性麻痺の整形外科手術を行う中で，気がついた，筋の特性に気づいて発案した手術で，アメリカの

整形外科手術のバイブルともいえるキャンベルの整形外科手術書でその合理性が語られています。日本の本では，拙著『脳性麻痺の整形外科的治療』（創風社）で詳しく語られています。少し難しく語られていますが，是非，万難を排して読んでいただきますと，その精神が分かると思います。私の発想が理にかなったものであることが分かると思います。

この治療法については，多く語ってきましたが，特にこのたび脳性麻痺の股関節クロス股関節内ねじれの治療に詳しく語りました。

さらに，頚，肩肘，前腕，母指，手指，股関節，膝関節，足部の治療についても，あちこちにその治療について語ってきましたので，これからはこれまであまり語られることのなかった肩の整形外科選択的痙性コントロール手術について，その意味をいろいろな方向から語ってみたいと思います。

1　脳性麻痺肩関節の整形外科選択的痙性（アテトーゼ）コントロール手術

脳性麻痺の肩における整形外科選択的痙性コントロール手術での，痙性筋と抗重力筋の関係は次のようになります。ジストニアも同じ関係ですね。

脳性麻痺では肩が後ろに引かれるレトラクション緊張があります。よく見ると，上胸部で腕全体が背中の方に引かれる緊張ですね。腕全体が体の後ろに引かれるので，腕を体の前においての仕事や四つ這いとか，諸々の作業が全く出来なくなる脳性麻痺の肩の変形，緊張です。とっても重要な緊張筋で，背中の後で肩の硬い緊張を作ります。寝返り運動が出来なくなる筋緊張でもあります。３段階の脳性麻痺緊張筋ですね。一番強く，腱が一番長い多関節筋の広背筋腱の痙性は鋼線がつっぱっているように強い緊張です。その次に腱が長い大円筋の痙性が強く，一番短い腱を持つ小円筋の痙性が一番少ない。でもこの脳性麻痺緊張は緊張は必ず整形外科手術で除いておかなければなりません。脳性麻痺の痙性とはその筋の腱の長さに比例するのですね。

① 重い脳性麻痺では腰椎，骨盤から始まった広背筋（多関節筋）が緊張し，その腱部は鋼のような強靭さで腕を背中の中心の骨盤に向けて，引っ張っているのですね。この鋼のように硬い緊張は腱部で整形外科手術で完全に切り離しておかなくてはなりません。それに棘筋，最長筋そして腸肋筋という３本の脊椎末梢側で解離が必要です。

② もう１つは大円筋が肩甲骨外縁に始まり，上腕骨の方の部分につき，これ

も腕を背中に回し，ある時は作業能力を低下させます。この筋の腱は中枢部と末梢部とに短くついております。この腱は短い単関節筋ではありますがやはりやや長い筋であり，腕を背中の方向に引っ張る緊張の強い腱成分があり，整形外科による筋間腱の緊張除去が必要になります。末梢部腱は筋内腱延長手術で腱の所だけを整形外科的に切り離しておきます。

③ もう１つ短い小円筋という筋もあります。緊張の強い方では，この筋もやや緊張を有し，この痙性部分が緊張をもたらすことになります。整形外科的な筋間腱の延長が必要なケースが多々ありますが，緊張筋解離では必要としません。

この３つの筋が脳性麻痺での肩の伸展方向，背中側の筋腱の脳性麻痺緊張筋になります。背中の上部側に位置する，上段，中段，下段の脳性麻痺での緊張痙性筋といえます。整形外科的な切離が必要になります。肩・上腕からの展開で展開は容易です。

これより背中の中枢に位置する棘上筋，棘下筋， 肩甲下筋は肩をやわらかく包み込み，しっかり保持する抗重力筋になります。脳性麻痺では大事に温存し，活性化する筋ですね。こうして肩を後方に引く腱とそれを支える筋が切離されるのです。

この後，体幹の上部，前面に位置し，腕を体の前の方向に内旋させる大胸筋の脳性麻痺の痙性とその整形外科について語ることになります。今日お話しした広背筋，大円筋は体の後で，小円筋と体の軸を中心に拮抗した働きをする緊張筋になります。

2　肩関節前面：大胸筋腱延長術

お父さん，お母さん。お子さんの腕の動きもふっくらと柔らかく動くようになりますよ。

肩の上の三角筋の形もふっくらと形がよくなってきますよ。もちろん動きも正常化します。

脳性麻痺では肩と腕と間の緊張，痙性は大きく人の動きを制限されます。ここに過度な緊張がありますと，重いお子さんでは四つ這いが出来にくくなります。もちろん，体を横向きに倒して側臥位にすることも難しくなります。脳性麻痺には腕を体幹の後の外転方向に引っ張る緊張もあ，この機能についてはすでに述べました。

そこで，肩をやわらかく動かすには，肩の背中側の緊張とともに，さらに肩の胸側の緊張も除いておかなくてはなりません。この肩の前と後ろの緊張筋，広背筋腱部を筋間腱で緩めますと，肩がふっくらとやわらかく，自分の思うように動かせるようになります。２つの筋，広背筋，大円筋の筋に対応して２つの筋が体幹の後の所に発達しています。大胸筋の上行枝と，横枝の２つがあります。この筋の横枝の緊張をとって肩の動きをやわらかくするのですね。retration 変形を取り除く事になります。

1－26　脳性麻痺の脊椎側弯症に対する筋解離性整形外科手術へ（腰椎間の固定なし）

脳性麻痺の脊椎側弯症疑問変形に対する治療は整形外科の分野でも大きく変わり，腰椎の柔らかい動きを残した，画期的かつ，革命的な治療効果が得られる時代になっています。

脳性麻痺，ジストニア，側弯症の運動学的特性を綿密に分析する中で，多くの知識が蓄積され，これをもとに脳性麻痺の特徴である多関節筋運動筋を選択的に除き，大事な抗重力筋は温存するという選択的緊張筋コントロール手術が形作られて脳性麻痺のあらゆる運動障害を軽減させることが可能になりました。

特に近年では脳性麻痺側弯症による脊椎変形を正常化の方向であの体の曲がり，腰の痛みをもたらす苦痛から解放される柔らかく背中を伸ばす特別な選択的痙性コントロール整形外科手術を考えられるようになりました。あの硬い脊椎が局所的に柔らかく曲るようになる，という夢の整形外科手術が完成してきております。

まず，どうしてこのややこしい，治りにくい脳性麻痺の脊椎側湾症に関心を持ったかについて，少しだけお話ししましょう。体の中の緊張筋の塊にどうして関心を持ったのか？

話せば長くなりますが私の若いころの話です。

九州大学の医学生だった私は整形外科の医局員として医師となり３年目になります。初期研修を終わった私は東京の国立身体障碍者リハビリテーションセンターに出張を命じられます。そこでお会いしたのが和田博夫先生でした。和田先生は医学博士でした。そこにはポリオや脳性麻痺という身体障害の若者がたくさん入院しておりまして，整形外科の手術を受けて，機能を上げたり，機能訓練を受けたりできる専門の病院でした。

この和田博夫先生は九州大学医学部の整形外科学教室の講師をしてた方で専門はポリオとか脳性麻痺の治療を専門にしておられましたが，このポリオと脳性麻痺という病の治療に詳しく，治療上も詳しく，股関節や足関節などの手術を沢山されておられ，有名な先生でした。

この先生に鍛えられて特に脳性麻痺の治療を必死で勉強することとなります。

そして側弯変形の筋の固さにぶつかります。世界的にはこの固さに対しては腰椎椎間を切り離し，固定する方向に向いているのでしょうが，比較的細かい筋が患っている脊椎腰椎筋部はこの細い筋群を切っても，その他の筋は影響を受けない感じをもったものですからこの三本の筋の切離を考えたのです。そして幸運にも恵まれて腰椎部の変形矯正にも恵まれたのです。固定なしの腰椎椎間板矯正術に恵まれたのです。更なる固定術を考える時期でありません。むしろ筋解離をして腰椎の屈曲ができるように治療したかったのです。腰椎の固定は患者さんにとっても大きな重荷となったのです。そして腰椎の屈伸が可能な治療に結びついたのです。全身をあげて脳性麻痺が治る時代になりました。この余力をかりて次のジストニアの解決に向かいたいと思ってます。

第Ⅱ部

ジストニアは整形外科でもやわらかく治ります

II－1　ジストニアは整形外科でもやわらかく治ります

ジストニアは自分の思うように手足体幹を動かせない不随の硬い動きで体が捻れてくる怖い怖い動きの異常の病気です。ジストニアの一種でジストニアによく似た異常な体の動きが引き起こされる病気に脳性麻痺のアテトーゼタイプがあります。わたしたちはこの病気の異常な動きを治療する中で，このアテトーゼ麻痺を美しく，やわらかく，力強く治し，正常化に近く甦らせる事が出来るようになりました。

一方これらの脳性麻痺のアテトーゼの治療に平行して，手足が思わぬ方向に向いてしまうアテトーゼの患者さんの治療を求められる事になります。そこでジストニアの

・反り頚　・横倒れの頚　・捻転頚・体幹の横倒れ
・パーキンソン氏病のお腹の曲がり　・背中の反り
・美容師の指の捻れ
・足の裏が上を向いて内捻(ねじ)れる足。歯科衛生士の頚のねじれ。

なども整形外科選択的痙性コントロール手術で治してきました。注意深い変形，異常な動き方の観察によって，動きの激しい筋を規則性に治し緩めていきますと，この難しい異常な動きがピタリととまるという現実を確認出来ました。この整形外科選択的痙性コントロール手術の凄さは，あの凄い頚の捻れの反復する動き・頚の捻転ジストニアがきれいに治せるという事にもあります。緊張によるすごい痛みがとれることもあります．

是非わたくしのホームページ「頚部ジストニアの整形外科――You Tube」（osscs-tm.com）をご覧ください。この難しい頚部捻転回旋のジストニアもきれいに治っています。捻転のぐるぐる捻れる頚をまっすぐに止めてしまう報告は整形外科ではもとより，脳神経外科的にもまだ見かけません。しかし今，現在，整形外科でも難治性ジストニアがやさしく治せるようになり，難治性のジストニアの治療のお手伝いが出来ています。諦めないで，選択的ジストニアコントロール手術にも期待してみませんか。この難治性ジストニアは体に異常な動きが重なっておこってくる異常な動きに過ぎないのです。

II－2　ジストニアも整形外科で美しく，やわらかく，力強く治せるよ

このような中，医学の中で特に整形外科の中でジストニア，脳性麻痺は「動きの異常」であるという運動医学的な発想が生まれ，さらに動きの異常は筋の働きの異常から生まれるという考えが生まれ，臨床の中で裏付けされる事になりました。

全身の筋の異常な働き方を正常に近く変えればいい。そのコツは，荒々しく動く野生の筋を弱め（切離し），正常にやわらかく働く，人特有のやさしい筋を活性化するという単独の理論にまとめられたのです。選択的モーションコントロール手術がそれに当たります。ジストニアでは「ジストニアの整形外科：選択的モーションコントロール手術」がそれですね。

こうしてあの治療の難しかったジストニアの捻れの荒々しい動きも，正しく野生のかたい筋を見つけ出してバランスよく切り離しますと，ふっくらとやわらかいひとの動きに変るのです。一方，人の美しい体を形づくる人特有のやさしい力強さをもった筋を一本残さず温存しますと，人間の正常な形がそのまま残され，やわらかく力強い動きが出てきて，放っておいても形の正常化，動きの正常化がはかれるのです。

ジストニアが夢のようになくなり，人間らしくふっくらとした動きに変るのです。そう，ジストニアの捻れた体の中に正常なあなた自身の美しい体が抑え込まれているのです。脳も触らない，もちろん神経も残します。単に体の悪い所で皮膚を開いてかたい腱を緩め延長するだけでいい。荒々しい動きはとり去られ，正常に限りなく近いあなたのもともとのやわらかく美しく力強い体があなたの元に帰ってきます。選択的モーションコントロール手術の誕生です。

写真２—１（☞ CD-021，022）（注：動画例８）の写真を見てください。選択的モーションコントロール手術のあと，正常の動きが戻ってきています。勿論痛みも軽減します。

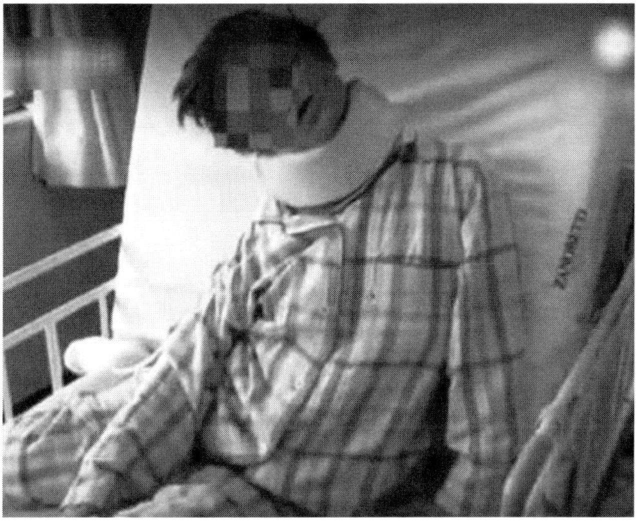

a. 術前

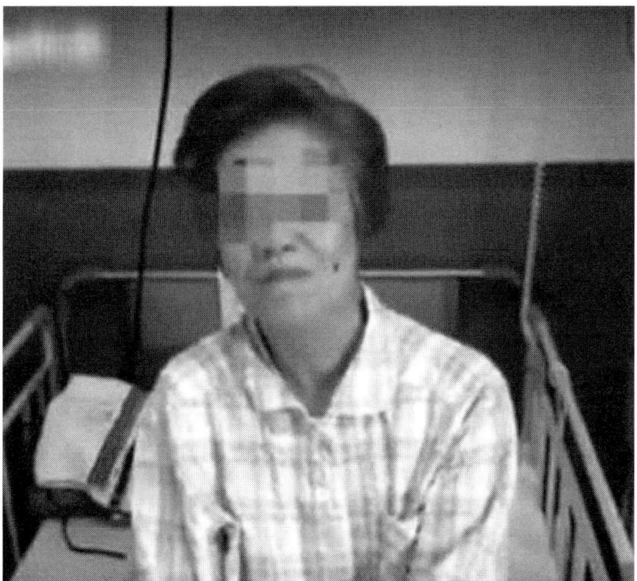

b. 術後

写真２－１

II－3　頭と頚のアテトーゼ（二次性ジストニア）が美しく治せる。ジストニアもやわらかく治せるよ

ジストニアという，体の一部が体の内側から捻り倒される病気はその痛みを含め心の底から凍り付くような怖い病気ですね。体全体が体の内側から捻り倒される激しいジストニアもつらいですね。職業上のあるいはスポーツ上で体の一部の筋肉を使いすぎておこすジストニア（フォーカルジスト）もうまく治せず職業を放棄せざるを得ない辛さも本当に辛いだろうと思います。後天性の病気です。

ジストニアは動きの悪さの病気であり，整形外科としても運動医学として無関心ではいられないのですが，動きがあまりにも異常に過ぎて，手を出しかねていて放置した形になっておりました。神経の異常の病気だろうとの私自身の錯覚の中で，整形外科の関与する分野ではないと早まった判断をしており，脳神経外科にお任せするという感覚があったかに思います。

脳性麻痺（動きの異常の疾患）の分野では

一方で脳性麻痺，さらには脳性麻痺アテトーゼ（二次性ジストニア）という動きの異常な病気を治療する中で，脳性麻痺という疾患が運動医学手法で動きの異常というとらえ方をされ動きの異常を直接，筋活動の異常としてとらえ，動きの正常化がはかれるようになっています。筋肉の異常な動きだけを緩め抑制して，より人の筋らしい筋を活性化し正常の動き，正常なスタイルをもたらす事が出来るようになったのですね。

選択的痙性（ジストニア）コントロール手術がその具体例となります（写真２—１）。あの治療の難しかった脳性麻痺が正常の形にむけて治るようになり，より正常の動きが出来るようになりました。それはそれは力強い動きを活性化出来るようになり，美しく，スタイルいい姿勢を獲得出来るようになったのです。勿論筋の異常な痛みも軽くなります。また脳の異常・錐体外路系の障害で起こってくるとされる二次性ジストニア（アテトーゼ）も並行して選択的痙性（ジストニア）コントロール手術で脳神経系には少しも侵襲を加える事なく，その不随意運動をとめ，正常化に近い動き，姿勢を獲得する事が出来るように気付

きます。(筋運動学的に)

すなわち神経異常によっておこるアテトーゼも，筋系のバランス異常：アテトーゼの動きそのものを，直接体から抜き去れば，正常な動きを，スタイルを脳と筋肉にもたらす事が出来るのです。神経に侵襲を加える事なく獲得出来るという素敵な成果をあげる事が出来るようになったのです。新しい発見です。

荒々しい体の中から体全体を引き倒す悪玉筋，野生の筋だけを切り離すだけで，夢に見たようなやわらかい動き，力強い動きのボディを生み出す事が出来るようになったのです。革命的と言える動きの医学の進化です。

更にアテトーゼの整形外科分野では

選択的痙性（アテトーゼ）コントロール手術が完成され数百名余りという数のアテトーゼの患者さんに実践されてきました。

この手術は体全体におこなう事が可能で，あらゆる体のアテトーゼはすべて例外なく少なくされ，体の正常化に後立ちますが，特に頭・体幹のアテトーゼの弱筋間に有効で，恐怖の頚椎症性神経根症，脊髄症をなくす取り組みに著効を得てきたのです。頚部アテトーゼのコントロールは現在完璧に可能になり，脳性麻痺アテトーゼの整形外科アテトーゼコントロール手術は大きな福音をアテトーゼの患者さんにもたらしました。もうこの病気で死ぬ事はなくなったのです。

大きな成果でこのアテトーゼコントロールでアテトーゼ頚の患者さんは 10 年以上長生きしさらに頚椎前方除圧固定術で更に 10 年以上長生き出来る事が確実になっています。

ジストニアの治療の依頼を受ける

このように脳性麻痺の動きの異常，アテトーゼ・二次性ジストニがア整形外科の筋肉の治療だけで美しく治る事に気づいた時期に，親友の江崎正孝氏（整形外科脊椎外科医）から「ジストニアの患者さんがいる，先生の手術はどうだろう」と診察依頼がありました。

この患者さんは頚の後ろに緊張があって頚の後ろに反ってしまい，顔は天井を向いてしまって，歩けないという事なのです。患者さんは何とかしてほしいといわれます。

こうして頚の後ろの荒々しく動く野生の筋を切る手術が始まりました。治療後に感想は「頚が後ろに反する程度のジストニアは簡単に筋の手術で治る」と

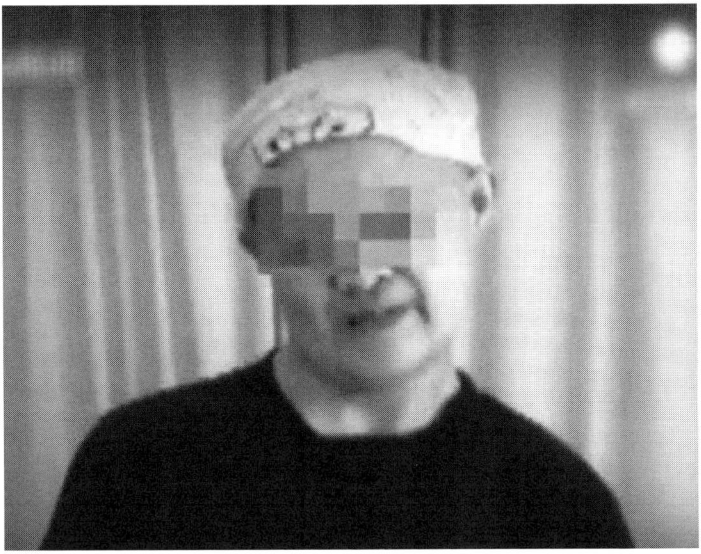

a. 術前

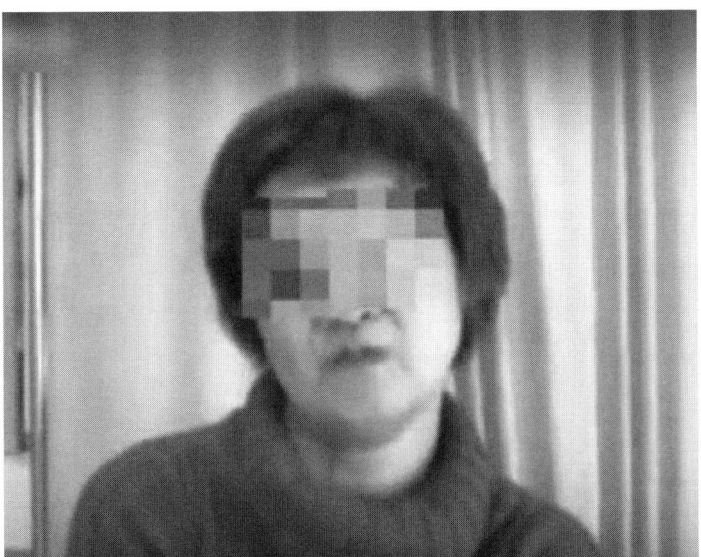

b. 術後

写真２－２

いうものになります。顔がまっすぐに前を向けるようになり，顔を前にむけて歩けるようになったのです。

ジストニアは脳神経系の異常だから脳の異常を直接治さなければ治らないということはなくなり，頚のまわりの筋の切離だけでまっすぐむいて歩けるようになったようですね。脳性麻痺の運動学的治療でも選択的痙性（ジストニア）コントロール手術でも充分にジストニアの動きは治るのではないかという考え方を強く持てるようになった初めての経験でした。

写真２―２（CD-023，024）（注：例 10）のあと，アテトーゼ頚のみらずいろいろなタイプのジストニアを治してきました。なんの副作用もなく美しくやわらかく治っています。

最近ではとても難しそうな激しい頚の捻転ジストニアをコントロール手術し，きれいに正常の美しい動きとスタイルを甦らせました。頚の整形外科的選択的（ジストニア）コントロール手術で頚だけの手術で頚を含め全身の捻転ジストニアが美しく正常化出来ています。

II－4　アテトーゼ（二次性ジストニア）治療の経験から

アテトーゼは間違いなく真正真のジストニアの動きです。原因は酸素欠乏あるいは血液型不適合で脳の椎体回路といわれる部分が変性し，そこが原因で手足，体幹に不随意な動きが出てくると規定されています。一見，整形外科ではとても治せないと感じる体の部分が揺れるようなうごきで緊張異常（distonia）を起こしております。脳性麻痺の場合はこの異常緊張をアテトーゼと名づけられているのですね。強い外力，連絡しておこる外力が原因のジストニアとはニュアンスが異なってますね。

私が脳性麻痺に取り組み始めた頃には整形外科では，この神経系の異常で起こるジストニアは治るような気がしない奇妙な動きをする病気と捉えられていました。指のジストニア（アテトーゼ），頚のアテトーゼなどとても治りそうもないという感じでした。僅かに脳神経外科で定位脳手術として脳の一部を焼灼して異常な動きをとめるという治療が行われ，脳外科の担当する分野の病気と私は考えておりました。

しかし脳神経外科の手術もそれなりに困難もあったのでしょう。焼灼手術も必ずしも万全なものではなかったと聞いておりました。難しい病気でした。

整形外科の分野でも何とか外科的にこのジストニア緊張を取れないか腱延長を使った取り組みがなされて，一定の効果は見られていました。内反足変形の矯正などには効果があったのです。しかし，手指，頚，体幹と体のあらゆる部分では筋，腱を緩めると同時に力も弱まるという解剖学上の困難があり，その取り組みに大きな困難がありました。

もうジストニアの治療は脳神経外科の仕事と私自身が決めつけている感じであったような気がします。

しかし，脳性麻痺の筋の動きの異常を分析する中で痙性をもたらす硬い筋と痙性の少ないやわらかい体を支える筋と，人の骨格筋は大きく２つに分けられている事を知り痙縮の抑制手術が可能になりました。この瞬間，私たち整形外科医はアテトーゼの動きをする筋も同様に分離してとらえる事も出来る事を知ったのです。痙縮筋もジストニア筋も同じく荒々しく不自由に動き，体全体を体の内筋から引き倒す野生の筋である事を知ったのです。この野生の筋が荒々しく動き，ジストニックな筋活動を支えていたのです。痙性やジストニアを作っていたのですね。これを緩(ゆる)めて荒々しい硬く不随意に動く野生の動きをとめてやれば，痙性もジストニアも少なくなる事を知ったのです。

一方で人の体の中には長い年月をかけて人の体の形と動きを生み出してきたやわらかいふっくらとした短く太めの体を支える力強い筋が単関節筋として多く発達していたのですね。この本来の人の形と動きをもたらす人の特有の筋を完全に残し，この動きを活性化しますと，限りなく美しい人本来の動きと形が蘇る事を知り，脳性麻痺を治療していったのです。脳性麻痺の部門で勉強した通りです。

そこでどんな頑固なアテトーゼでもこの整形外科選択的痙性コントロール手術でゆるまり，代わりにやわらかく自分の思うように動く体が甦ってくることに新たに気がついたのです。こうしてアテトーゼは頭の先から手指の先まで体幹から足にかけて，すべて硬い筋を切り荒々しい動きがとりさられ，正常の動きが甦ったのです。あの難しかったアテトーゼの揺れる頚，捻り曲がった身体幹，握りしめられた手指，下肢の変形はすべて整形外科の手術ですべて正常化の道を辿ったのです。

脳性麻痺アテトーゼは脳神経外科でしか治らないと皆が考えていたのに，この考えは覆り，アテトーゼは脳神経外科だけでなく，整形外科の中で運動医学的な手技を用いて完璧に治るようになったのです。特にアテトーゼ頚の治療に至っては，痙性コントロール手術で頚の揺れを少なくした上で同時に壊れかけた脊髄を圧迫していた頚の骨を修復する骨性の前方除圧固定術と合わせ，死の病気と恐れられた麻痺性頚髄症を完璧に正常化するという画期的な役割をしてきたのです。もう現在では脳性麻痺の神経根症，脊髄症は怖い病気ではなくなっているのです。脳性麻痺の部で示されているように頚だけでなく肩：肘手，手指，体幹，股，膝，足のすべての関節と合わせて使いやすくなっています。

現在の時点で痙性コントロール手術で 10 年余り，さらに，頚部前方除圧固定術で更に 20 年余り，アテトーゼは麻痺の方の寿命を伸ばす事を可能にしました。頚部選択的痙性コントロール手術の定着はアテトーゼ麻痺（ジストニア）を持った方々への大きな福音となっています。

こうして二次性ジストニアは運動学的治療によって美しく完全に治せる可能性をもった時代になったのです。写真２―２（114 頁）をご覧ください。頚の捻れがきれいになくなって伸展位が得られているのです。

II－5　頭と頚のアテトーゼ（二次性ジストニア）が美しく治せる

脳性麻痺に不随意な動きをするジストニアタイプの麻痺があります。写真２—２（115 頁）のような体の不随意なタイプですね。手指や体や頚がくねくねと勝手に捻れるようにうごき，頭が左右前後に倒れます。一次性ジストニアの頚と良く似た頭と頚の動きですね。

頭が 10kg としますと，この 10kg を細い頚で細い骨とそれを囲む頚の筋肉で支えなければなりません。まっすぐに頭を垂直位に立てていつも左右前後に自分の思うように動かすというのは大変な構造になっています。

アテトーゼの頭ではこの頚の周りで頭を支える筋の動きに異常が来ています。しかも細い頚の骨の上に安定して頭を支えなければなりません。そこで整形外科では首の骨はそのままにして頚の周りの異常な動きをする硬い筋だけを切る手術をするのです。頭をまっすぐに保つ筋群はすべて温存して頭を支える働きをしてもらいます。１本も大事な筋は切ってはなりません。これを正確に行いますと頚は安定し，ぐらぐらしなくなります。夢の選択的アテトーゼコントロール手術ですね。写真１—20（77 頁）をご覧ください。あたまのあばれがほとんどなくなっています。こうしてジストニアの整形外科治療は脳性麻痺の頚部アテトーゼを取り除き，頭を安定させる所から始まっていったのです。

頚の骨の狭い土台の上に重いあたまをぐらぐらさせずにゆったりと正常の形に近づく一生かけて安定させるという奇蹟ともいえる頚アテトーゼの整形外科治療選択的痙性（ジストニア）コントロール手術はアテトーゼの揺れる頭に苦しむ患者さんにとっては本当に頼りになる動きを治す整形外科の誕生でした。同時に次の一次性ジストニアを治す大事業の一歩が写真２—３（CD-025，026）（注：動画例 13）で始まったといえましょう。

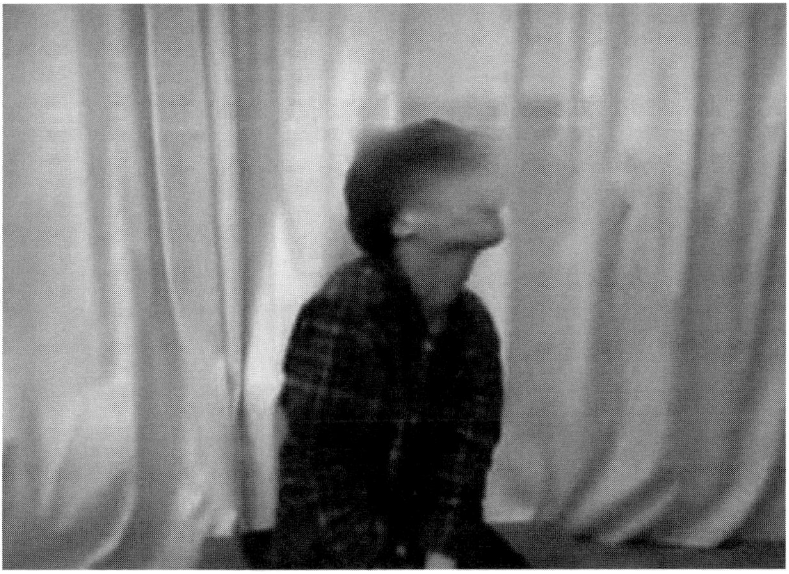

a. 術前，頚のそりが著明

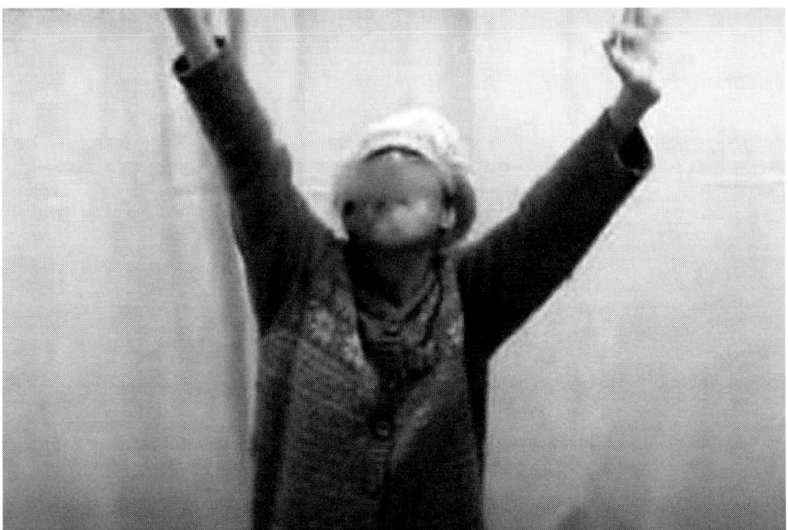

b. 術後　頚のそりが少なくなっている。

写真２－３

II－6　本質的にはジストニア（アテトーゼ）は動きの異常の病気である

しかも，脳性麻痺の筋の動きの異常を分析する中で，痙性をもたらす硬い筋と，痙性の少ないやわらかい体を支える筋と，人の骨格筋は大きく２つに分けられている事を知り，痙縮の抑制手術が可能になりました。この瞬間，私たち整形外科医はアテトーゼジストニアの動きをする筋も同様に分離してとらえる事が出来る事も知ったのです。痙縮を起こす筋もジストニアを起こす筋も，同じく荒々しく動き，体そのものを体の内側から引き倒す野性の筋である事を知ったのです。この野性の筋が荒々しく動き，痙縮やジストニアを作っていたのですね。これを緩めて荒々しい硬く不随意に動く野性の動きを止めれば痙性もジストニアも少なくなる事を知ったのです。

一方で人の体の中には何千万年という長い年月をかけて人の体の形と動きを生み出してきたやわらかいふっくらとした短く太めの体を支える力強い筋〔多関節筋〕が多く発達していたのですね。この本来の人の形と動きをもたらす人の特有の筋を完全に残し，この動きを活性化しますと，限りなく美しい人本来の動きと形が甦る事を知ったのです。そこでどんな頑固なアテトーゼでも，この整形外科選択的痙性コントロールで緩まり，代わりにやわらかく自分の思うように動かせる体が甦って来るのに気づいたのです。こうしてアテトーゼとジストニアは，頭の先から手指の先まで，体幹から足にかけてすべての硬い筋を切り，荒々しい動きがとり去られ，正常の動きが甦ることがわかったのです。

あの難しかったアテトーゼの揺れる頚，捻り曲がった体幹，握りしめられた手指，下肢の変形はすべて整形外科選択的痙性コントロール手術で正常化の道をたどったのです。

脳性麻痺アテトーゼは脳神経外科でしか治らないと皆が考えいたのにこの考えは覆り，アテトーゼは脳神経外科だけではなく，整形外科の中でも運動医学的な手技を用いて完璧に治るようになったのです。特にアテトーゼ頚の治療に至っては，痙性コントロール手術で頚の揺れを少なくした上で，同時に，脊髄を圧迫していた頚の骨を修復する骨性の前方除圧固定術と合わせ，死の病気と恐れられた麻痺性頚髄症を完璧に正常化するという画期的な役割をしてきたのです。もう現在では脳性麻痺の神経根症，脊髄症は怖い病気ではなくなっているのです。

現在の時点で痙性コントロール手術で10年余り頚部前方除圧固定術で，更に20年余りアテトーゼ麻痺の方の寿命を伸ばす事を可能にしました。頚部選択的痙性コントロールの定着はアテトーゼ麻痺（ジストニア）を持った方々への大きな福音となっています。

こうして二次性ジストニアは運動学的治療によって美しく完全に治せる時代になったのです。動画例5をご覧ください，頚の捻れがきれいになくなっています。

II－7　ジストニアの医学 —— 整形外科選択的モーションコントロール手術

ジストニアという究極の恐怖の病気，悪魔の病で頚が倒れ，体が捻れ，手指が思うように動かない。不気味な病気に見えますね。あまりの異常に本人は心が乱れ精神的動揺も底知れない，先の見通しもつかない。これを治そうと，脳を開くこわい治療も語られる。

ジストニアの闇は深く現代に生きる人々を切りさいなむ。しかし，ジストニアは簡単に治らないという根底の概念を打ち破り，ジストニアの方々へ夢と希望を与える現代医学整形外科を模索したい，とまず，私はこう思いました。

はじめに

ジストニアという病気は本当に怖い現代病ですね。私は一人の人間であり，医者であり，整形外科で人の生死にかかわり人の命を長らえようとする整形外科医であります。縁があって多くの方々に助けてもらいつつ医学の門を叩き大学卒業後は九州大学整形外科に入局し，現代医学整形外科を学ぶ機会をいただく事になりました。近代整形外科医学の礎の一人とされる神中正一教授の現代整形外科をみっちり学ばせていただきました。天児民和教授，西尾篤人教授，杉岡洋一教授をはじめ多くの素晴らしい先輩のもと，本当の医学・先端の医学を学ばせていただきました。この間，神中正一教授の愛弟子の一人であった和田博夫博士から切って治す整形外科を教わり，特にポリオ，脳性麻痺といった麻痺性の病気を切って治す整形外科で治す世界に引き込まれてしまいました。和田先生は当時流行の最中だった脊髄性小児麻痺の整形外科を徹底的に追求され，歩けずに道端で坐っていた人たちを２本の足で立てるようにし，ポリオに苦しむ方々へ大きな夢を与えてくださいました。心のやさしい医療に心を打たれる思いでした。

ポリオの後に出現したのが難治性とされる脳性麻痺でした。まさに治療の難しい難治性の病気でした。しかし運が良かったのでしょう。私自身50年の脳性麻痺治療の中で多くの仲間たちとこの脳性麻痺を確実に治療し，体全身で動きの悪さを正常化し，硬い頭も体もしっかりと垂直位に立ち去れる力強さを生み出す事が出来るようになりました。もう脳性麻痺は体のあらゆる場所でやさしく動き，スタイルや行動能力でも正常化に向けて治る治療が可能になっていたのです。また，うごきの異常は何でも治る整形外科選択的モーションコントロールを身につけたのです。その詳細はホームページ「脳性麻痺，ジストニア，脳卒中の整形外科治療」（osscs-tm.com）で紹介いたしております。

ジストニアとの出会い

ただ，この脳性麻痺が整形外科で気持ちよく治っていく過程で遭遇したのがジストニアという疾患でした。

この疾患，とても医学では治りそうもない異常な動きをし本当に良くなる余地がないかに見え，人を絶望のどん底に突き落とす悪魔の病気に見えました。しかし幸いに脳性麻痺・アテトーゼで学習した治療の考え方「整形外科選択的モーションコントロール」を応用しますと，このジストニアが目が覚めるように何らの副作用も合併症もなく治っていき，より正常化したスタイル，動き，力強さを得る事が可能な事に気づきました。この素晴らしい治療はまだ発展途上にありますが，色々なジストニア

・頚部ジストニア斜頸
・全身性ジストニア
・体幹ジストニア
・足のジストニア
・更に上肢のジストニア，特に指のジストニア
・フォーカルジストニア
・側弯症のジストニア・歯科衛生士の斜頚

にも応用され，再発もなく，動画にお示してますように卓越した有効性が示されています。またこれらの経験から一次性ジストニアといえどもジストニアはすべてが脳が悪くて起こるのではない，という風に見えるのです。しかもその原因は激しい労働，激しいスポーツ活動，激しい音楽のレッスンの積み重ねによって引き起こされる単なる筋の擦り切れ現代病であり，その治療さらに予防にもっともっと真剣にていねいに取り組むべき喫急の医学テーマであると痛感するのです。すべてのジストニアは頚，手指，体，手足の中に単関節筋のすり切れ症候群であるかにも思われるのです。脳が激しい動きで変質するという発想もまだ病理学者の証明を受けていないのです。

この実体を見て，どうやってやさしい治療をするかを考える事が大事であるとともに，一種の筋の擦り切れによる現代病として，過剰なストレスで大事な筋のすり切れを起こさぬよう，その予防に医学者を含め，スポーツ界，音楽界，一般の労働界の安全を考える方々が手を携えて，もっと積極的に原因をとらえ断固として立ち向かうべきテーマと考えるに至っています。

ジストニアのブログ，ホームページを見ると，色々な治療を求めて右往左往しているジストニアの方々がいる反面，本当によくなった再発悪化のない動きとスタイルを見せていただく場面はまだ充分に示されていない。もっともっといい治療は表に示していただきつつ，もっともっと厳重に再発を防止していく必要があると考えます。完全予防を徹底しつつ，副作用，合併症の極力少ない最善の手術を求める姿勢が必要なジストニア治療界だな，と感じています。このようなジストニアの発症頻度はきわめて高いものがありそうです。

Ⅱ－8　フォーカルジストニアを整形外科で治す

最近，局所性ジストニアに苦しまれているミュージシャンのブログを拝見しました。冷静に自分の病を観察されていて慎重に治療されている由，共感する所も多く，フォーカルジストニアについての整形外科医の考え方と治療してきた経験を述べてみます。

まずフォーカルジストニアの発生原因について

私は私の治療経験を通じて基本的にフォーカルジストニアは脳の異常だけによって起こる病気ではないと考えています。脳の異常がなくても起こり得る。ここが私の治療の考えの出発点です。

人間のからだの中には太古の昔，トカゲやワニのような地面を這って生きていた時期に使われていた，荒々しくすばはやく動く多関節筋という長い筋群と，人間となって体を地表から持ち上げるために発達した単関節筋があります。必ずこの２つの種類の筋は共存しています。このうち単関節筋はやわらかく小さいけど体を持ち上げる抗重力筋なのですね。指ではこのほかに前腕から指先まで走って指を曲げる荒々しく動く多関節筋と第一関節のまわりでやわらかく指を曲げる人特有の骨間筋（抗重力筋）があるのですね。この骨間筋というのはやわらかく人特有のふっくらした筋なのですが，やわらかく傷つきやすい人特有の重要な筋なのです。

一方，多関節筋は野性特有の頑強な傷つきにくい筋なのです。という事で人がバイオリンやピアノなどの楽器を弾くとき，普段の生活であんまり使わない形で指を繰り返しうごかす事になります。あまり繰り返し力を入れる弾き方をすると，骨間筋の方が疲れ，傷つきやすく擦り切れたのではないか，と考えます。フォーカルジストはこの繰り返し運動による単なる手指をやわらかく動かす骨間筋擦り切れ症によって起こる，長い反復の動きによる骨間筋擦り切れ症候群だと考えるのです。もう１つの指を曲げる多関節筋は野生の筋ですから，楽器のレッスンぐらいでは決して擦り切れない頑固な筋と考えられます。この頑固な長く太い筋は骨間筋の協力が得られないと勝手に指は気ままに動いてしまいます。これがジストニアととらえられるのですね。その指のうち中指が特にこのようなジストニアになってしまいます。巻き指変形ですね。

これは普通人類であまり経験しない楽器を奏でてのくりかえしの指の動きで骨間筋は疲れ切って擦り切れて起ります。するともう1つの野生の多関節筋が暴れだします。やわらかい骨間筋が一緒に働かないので動きが荒々しくなめらかでありません。人特有の楽器を扱うやわらかい指など夢の夢になります。指の荒々しい動きは脳からでなく，指の小さな筋の擦り切れで起こるのです。骨間筋の方はとても上品で傷つきやすい。手術を絶えず行っている人の偽らざる感触なのです。訓練を続けていると，決して治ることのない繰り返しの動きになります。ようやく指が勝手気ままに動く原因がわかりました。手の外科に行って指の多関節筋の一部をゆるめて，単関節筋の動きを引き出すべき所です。

新しい視野で治療を考える

ところで，あなたの擦り切れた骨間筋は少し位の運動のくり返しをやめる位ではよくなり再生する事はありません。無理にレッスンを強行するとさらに骨間筋が擦り切れ指の巻き込みがひどくなるだけなのです。一方もっともっと積極的な治療法はないのか，指の動きを良くして豊かな人生を送れないか，その原因となる骨間筋をみつけるというのが最大のテーマになります。

私は脳を直す手術でなく，手のひら，前腕の手術でこのジストニアを多関節筋の延長術で治します。脳性麻痺という病気にはあなたと同じ指のジストニアがあります。手のひら，前腕で指のジストニア筋を緩め，やわらかくして動きの悪かった骨間筋を働きやすくするのです。脳性麻痺ジストニアの分野では，この指のジストニアを軽くする手術が日々行われています。写真2—4（CD-027，028）をご覧ください。動きの悪いジストニアの指がやわらかくなっています。4本の指の巻き込みが見事に治っています。この考えで頚のジストニアも美しく治っています。恐怖の頚部捻転ジストニアも跡形もなくなっています。もうジストニアの一部は私の所できれいに治る病気なのです。

もちろん脳神経外科の方でも研究が進み，脳の視床部焼灼手術で多くの音楽家が再起されたとされます。でもこれも勿論フォーカルジストニアの有力な治療の1つである事に間違いはないようですね。しかし頭で穴をあけて脳の一部を焼くという取り組みは怖さがありますね。どんな副作用が出てくるかわからない不気味さもあり得るような所でもあります。また，不随意運動の原因もはっきりしてないのです。

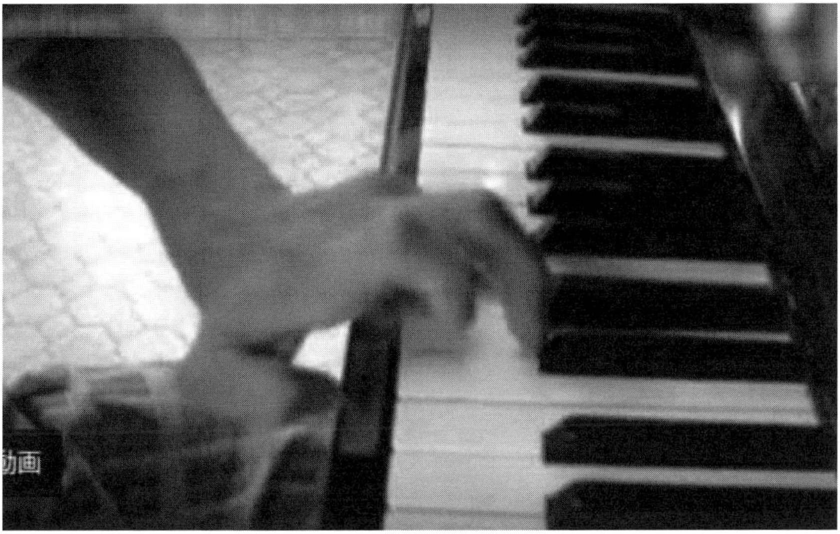

a. 術前

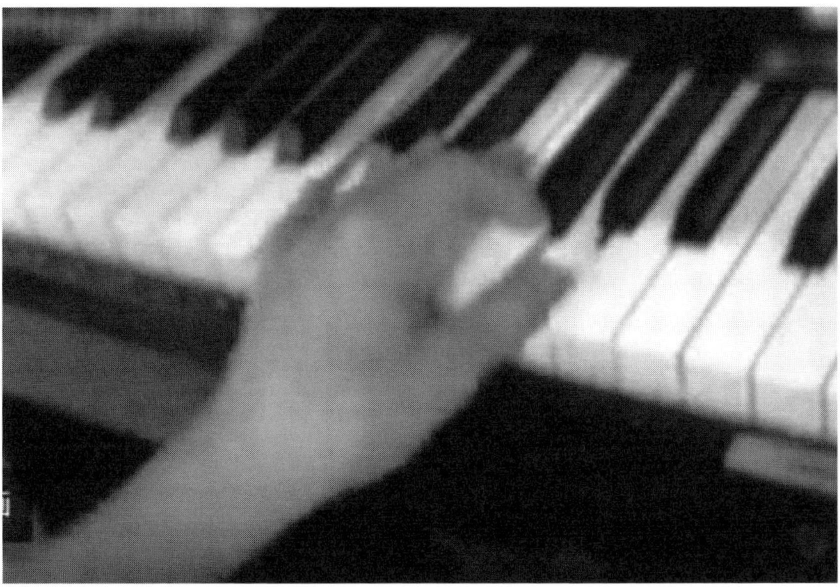

b. 術後

写真２—４

その意味では腕の一部の場所で荒々しく動く筋の一部の腱を緩め，ちいさな短関節筋の働きを高め，やわらかい筋の働きを高め，手指の動きを高めるという選択もあり得る時代になっています。脳を触らなくても，腕での一部で硬い腱を緩めるだけの小さな手術でも指はやわらかく動くようになります。運動医学の中の整形外科もお役に立てると思います。何の怖さも副作用もありません。短関節筋の動きを活性化するだけで，特殊な指の使い方をする美容師のフォーカルジストニア，頸の傾きを強いられる歯科衛生士に起こる頚部ジストニア，二次性ジストニア（アテトーゼ）の指などもおどろくほどの正確さで治っていくのです。

重いカメラを機器を片方の肩にぶら下げて走り回る写真家におこる肩部頚部ジストニア，徹底的の夜勤を強いられるサラリーマンに起こる体幹ジストニアなど人の恐怖のどん底に落とし込むジストニアはまさに現代病として増加つつあります。その予防，治療にはあらゆる科学の力を傾注して，この闇の中にいる方々を明るい世界に甦らせたいものです。是非とも整形外科の手の外科部門，その他の部門で検討をお願いしたい分野です。

Ⅱ－9　ジストニアの整形外科——選択的ジスキネジア制御コントロール手術

恐怖のジストニア，現代を前向きに生きる人たちの体を直撃する。手足が硬く動かなくなり，頚・体の捻れ，社会的に生きるすべが剥ぎとられてしまう現代病，正常な体から麻痺を持った人へ変わる人生，将来は闇の中で戦慄の人生。この恐怖のジストニアに対し，運動医学整形外科の科学の立場からその異常な動きの本質をとらえ,異常な動きを起こす特定の筋（野生の筋）だけを切り倒し，人本来の動き，形を持つ人特有の筋のやわらかい働きを活性化する。運動医学の観点から見た新しい日の当たる治療で明るい未来を開くのです。ジストニアに苦しむ方々にやわらかく働き，美しい体の形を甦らせ，力強く体をまっすぐに重力に抗して保持する力を活性化する愛の治療について語ってみます。

- サーフィン（いかにも頚が捻れるスポーツ）のやりすぎ
- 荒々しい頚をそらせるダンス（頭ふりふり）のやりすぎ

　｝頚の傾斜

- カメラマン（重い器具を片方の肩に担ぐ）過酷な力仕事
- 歯科衛生士（頚を傾けて作業する）など，頚部ジストニア，頚の抗重力筋の擦り切れで起こる？
- スポーツ（野球，ゴルフ）の選手の肩の使いすぎで起こるジストニア（イップス）
- 美容師，ギタリスト，ピアニスト，フルート奏者に起こる各種の指巻き込みジストニア，ドラマー奏者の足首の尖足ジストニア
- 声楽家の喉の声帯近辺の抗重力筋の擦り切れで起こるの喉ジストニア
- ガラケー携帯の打ちすぎで起こる親指の巻き込みジストニア
- 抗重力筋の擦り切れの痛み，不安とうつ病薬使用によるジストニアがまじる混沌の闇に閉じ込められた世界，慌ただしく動く現代人に起こってくる現代病，現代人の人としての活動を一気に破壊する悪魔の病ジストニア

脳神経の異常が原因との通説もありますが，私たち整形外科では，この通説を離れ，ジストニアによる人特有の抗重力筋の擦り切れ症候群と捉える。抗重力筋の弱化にによって起こる多関節筋の過活動状態をジストニアと捉え，局所

局所のジストニア筋を稠密に選択的に切り離す。ジストニア筋の働きを弱め，抗重力筋の活性化を図り，やわらかい動きを甦らせる整形外科を展開しています。そのような複雑な解剖学的構造がある場所があるのです。中指が曲がって来てほかの指と同時に指が動かせなくなる苦痛があります。正しい整形外科手術でジストニアに苦しむ現代人の闇を切り裂き，合併症，副作用のない明るい正常化の世界を取り戻す。中指の屈曲をとりもどす想像を超えた豊かな結果が得られることに気がつきました。整形外科選択的ジストニア制御コントロール手術を紹介していきます。写真２―１（111 頁），およびホームページ頚部ジストニアの整形外科治療に見られる結果をご覧ください。体の形はもとよりですが，恐怖から逃れた安ど感のある顔貌，人らしい立ち振る舞いも感じていただければ幸いです。ミュージシャンが知っておくべき重要な知恵になります。

深刻な合併症，副作用のないジストニア制御コントロール手術，ぜひ皆様の宝として愛用されればと思っています。ぜひに慎重な検討をいただければ幸いです。

Ⅱ－10　ジストニアをどう治す？――Yes　足のジストニアを考える

足のジストニアという病気があるのですね。足のジストニアという病気がつま先下がり，内捻れの形で私たち整形外科の前に紹介されてきました。

写真1―20(77頁)をご覧ください。固くかたまった足で正常には動きません。

凄い私の見たことのないような究極の内捻れの足です。足の裏は天井をむいていて体の重さを支えることが出来ず，立てません，車椅子に座っています。ふくらはぎ筋と足ゆびを曲げる筋が強力に緊張し，こむら返しに似た激しい緊張でふくらはぎが痛み，その痛みのせいで体が消耗している壮絶な光景が展開されています。痛みと荒々しい足や体全体は緊張し，体全体は痛みで悶え，体全体がぴりぴりと神経質になっており，沈み込んでしまっています。

ある整形外科医から，このジストニアの治療が依頼されました。こんなすごいジストニア筋緊張があるのですね。

さてこの荒々しい体の緊張はどこから来て，どのように治せるのでしょうか。もう，すでに脳神経外科の手術は終了し，神経内科の治療だけが続いています。でも，足の裏を天井に向けて，足の背で立っているような凄い足は私にも始めての経験です。このようなひどい変形をおこしてはなりません。しかし，この様な変形は，何故起こったのでしょうか？ドラマーというミュージシャンの絶え間ない足首を動かす動きがこのような足首をおこすのですしょうね？それと緊張をのぞく薬物の合併でしょうか。

II－11　ジストニア緊張によるこむら返りの緊張で苦しむ乙女の治療をしました

・全身のジストニア
・頚部ジストニア
・体幹の捻れジストニア
・腰の曲がりのジストニア（パーキンソン氏病）
・手指のジストニア
・そして足のジストニア

すべて体が捻れ，身を悶える痛さ，救われない痛さに苦しむジストニアの皆さん。上記のジストニアを拝見してきましたが，壮絶極まりない残忍な病気ですね。異常な動きはもちろんですが，それはわきに置いて，まず特徴なのは人の気力をなくしてしまう激しい痛みですね。夜も眠らせてくれない不眠をもたらす激しい痛み，そのために痛みをやわらげ不眠を少なくする目的で各種うつ病薬が使われ，更にもう少し荒々しさの強いジスキネジアが合併されて発症している可能性も否定できません。脳手術をしても薬を飲んでも決して治らない究極の悪魔の足部ジストニア。脳神経外科も語られますが，解剖学的運動学的見地からきわめて効果の上がりにくい足，くびのジストニア。絶望的な暗さですね。

やっぱり日本の医療陣，特に整形外科陣はもっと体にやさしい，捻れの痛みで絶え苦しむ事のない，質のいい治療を，ジストニアの方々には準備する必要がありますね。運動的見地から見て治りにくそうな痛みにジストニア，頚ジストニアと足のジストニア，今回は整形外科手術以外では最も治りにくいと考えられる足のジストニアの経験について語ってみます。写真 1 —20a をご覧ください。

選択的に悪魔のジストニアの筋を切り倒す

ジストニアの野生の筋を切り倒し切り離し，痛めつけられている人特有のやさしい痛みを起こさない筋を働きやすくします。

まず，足のジストニアはふくらはぎから足にかけて，体の内側から体を引き倒すジストニアの悪魔の筋だけを切り離し，緊張した腱を働かなくするだけでいい。最もすごい点は，ジストニアの悪魔の筋だけを切り離し，人特有のやわらかいふっくらとしたヒラメ筋は完璧に残すという発想です。ふくらはぎから足の裏にかけて，12本の荒々しくジストニアの筋があります。ジストニアの速い荒々しいヒラメ筋の動きをなくすため，ふくらはぎの12本の筋うち3本の筋を切り離しました。2本の腱は緩めています。まだ足裏の多くのジストニア筋は弛めずに残しており，完璧に変形が取れていませんが，あの荒々しい切れるようなジストニアの動きは全くなくなり，この残忍なふくらはぎのこむら返しの痛みがなくなりました。ジストニアを起こす筋はすべて切り離す事が可能なのです。あとに体を支える筋肉が働き始め，足の裏が地面を踏みしめ始めます。そのような構造になっています。

これで痛みを止める目的のうつ病の治療薬を少しずつ減らしていくめどが立ちました。体全体にうつ病薬で起こるジスキネジアを起こす心配が減ったのです。痛みが取れ，薬物性の二次的なジスキネジアが予防できる。変形が残りましたがホッとする一瞬です。残った変形は足の裏に残ったジストニア筋を緩めてもっと軽くなり，更に骨・関節で残った変形をを矯正すれば楽々と立って歩けるようになるでしょう。足の裏が地面を踏みしめないと歩けないのです。

ともあれあの狂暴な捻れのジストニアは切り倒され，整形外科の治療では痛みだけを直接ねらいすまして取り去る事が出来るのです。痛みの全くない安穏の日々が訪ねてきました。ジスキネジアを起こすうつ病薬も大幅に減らす事が出来ました。それにしてもあのバリバリと硬く震えるジスキネジアの動き，足の裏が天井に向くジストニアの捻れの硬さと痛みは残忍な悪魔ですね。足では私たちの分野でこのジストニアの切り倒しを行っています。期待してください。抑え込むことは充分可能です。足の指もやわらかくなってますね。指の硬い握りしめも痛みの原因なのですね。

ジストニアの治療では変形の矯正も大事ですが，痛みも完璧に除き，術後のジスキネジアをおこす可能性のあるうつ病薬を出来るだけ使わなくてすむような治療が望ましいですね。痛みは完全に取ってあげるやさしい心使いが整形外科の観点からは求められるのでしょうね。

力を入れる痛みの発生する部位にはこのようなジストニアが起こってくる可能性があります。くり返しの動きを要求されるミュージックにも注意が必要ですね。

Ⅱ－12　ジストニアの治療に整形外科が必要か？

ジストニアの治療革命

ジストニア，ジスキネジアといった動きや姿勢の異常をきたす病気は想像以上に辛い，怖い，恐怖の病気ですね。気鋭の若者の頚を捻り倒し，指を巻き込み，体の捻れ，手首の捻れ，足の捻れで絶望の暗闇の中に突き落としてしまう。一生のあいだ，体のどこかの筋が突っ張り，痛みがつづき，治る事のない残酷な病気ですね。

ある時は1つの職業の遂行を困難にし，ある時はプロフェッショナルなミュージックのテクニックをマイナスにしてしまう。怖い病気ですね，人の人生を台なしにしてしまう。私が知っている数少ないジストニアの人でも，ギターが弾けなくなった，歯科衛生士の仕事が出来なくなった，スポーツが出来なくなったといった例が存在しています。美容師も仕事ができなくなっております。一本の指が不随意に動くことによって指全体が使えなくなる。美しく痛みなく治していかなくてはなりません。

整形外科の運動学的分析によりますと，動きの異常はある特定の筋あるいは特定の筋群の異常な緊張で起こってくるようです。具体的には長く，太く，早く動く多関節筋のこむら返しの動きの緊張で起こってくる。しかもその多くは単発で局所性の事が多い。(例えばドラマーの足首のような，そしてギタリストの中指の極端な屈曲のような。) 短母子伸筋も同じで，この筋の弱化によって拇指が使えなくなります。

しかし，体のあちこちで局所的に起こるジストニアのこむら返しは，それぞれにそれぞれの筋の緊張という原因があります。そのまましていては，もとの正常なやわらかさには決してなりません。激しい痛みと，こむら返しの緊張は残ったままになる。一生の辛い痛みの筋緊張で苦しむ事になります。

① 親指の急激な曲がり――長母指屈筋の緊張，長親指屈筋の急激な曲がり
② 手指のうち特に中指の巻き込み――（示指と環指の）深指屈筋，浅指屈筋の緊張
③ 頚の一側への曲がり（頚部ジストニア）――胸鎖乳突筋，頭，頚最長筋の緊張，短橈側手根屈筋が傷つく。

⑷ 頚の反り（頚のジストニア），頭最長筋の緊張
⑸ 口の噛みこみ（口のジストニア）——側頭筋の緊張
⑹ 瞼の閉じ——目輪筋の緊張
⑺ 股関節のクロス ——腸腰筋の緊張，半膜様筋の緊張
⑻ 足の内反尖足変形——腓腹筋，後脛骨筋の緊張
⑼ 背中の反り——胸最長筋，腸肋筋の緊張（側彎症）
⑽ お腹の曲がり——腹直筋，外腹斜筋の一部の緊張——薬物ののみすぎ

ととらえるのです。かならず原因があるのです。局所の特定の筋あるいは筋群のこむら返しの動きが大半のようですね（勿論，遺伝性あるいは先天性のジストニアなどのの全身性のジストニアはこれら局所，局所の筋の組み合わせととらえられます）。

今日はこのうち頻度の高い局所性ジストニアの話からさせていただきます。

ところで皆さん，ふくらはぎのこむら返しを経験されたことがありますか？ある激しい運動を繰り返した後などに足を踏みつけるとふくらはぎの筋が突然つっぱって足を足裏の方へきゅっと曲げてしまう。「あ，いたた」ととんでもないきゅっとあげられた痛みですよね。ふつうの人では軽く足首を伸ばして待っておくとこむら返りは良くなり，普通のやわらかい足に帰ってしまいます。しかしからだのあちこちに起こってくるジストニア（こむら返り）にはそれぞれに原因があり，そのままにしては元の正常のやわらかさに戻らない。痛みとこむら返しの荒々しいつっぱり（緊張）は残ったままになる。一生辛い辛い痛みと異常な動きに苦しむことになります。という事で，さあ，このこむら返しを整形外科手術で局所，局所で緩め，正常の筋のやわらかさを取り戻すのです。では整形外科ではどうやってこれらの筋の正常化を図るのでしょうか？

まず，頚部のジストニアの整形外科治療から考えてみましょう。写真２—１（111 頁）をみてください。

頚が右に倒れているジストニア頚性斜頸ですね。体幹もジストニアで右に倒れています。頚を含めて体とともに体全体で 90 度近く曲がっており間違いなくジストニアです。「脳の手術は怖い，やりたくない」と語られます。「何とか頭だけを整形外科でまっすぐ治してください」と語られます。年齢は 70 歳。10 年前ほど前にうつ病にかかって，あるうつ病の薬を２年間ほど飲んだ，と語られます。その時は何となくウキウキ感があったとかたられます。現在も少し抗精神病薬を飲まれています。やはり，薬剤性のジスキネジアなのでしょうか。

頚と体幹が右に倒れている典型的なジストニア頚性斜頸です。それにしても頭が重く，辛いでしょうね。頸椎（頚の骨）の骨も，術前X線で見ますと，骨も多少変形しています。早く治したいですね。

そこで，このジストニア頚性斜頸はどのように脳神経外科学でどのように治すのか，調べてみました。深部磁場刺激療法で脳の中に金属を埋め込んで，電気刺激を与えて治そうとしているのですね。ただ，このジストニア頚性斜頸がどの程度，治るのか，治った写真が，どこの本にも，どこのホームページにも美しく示されていないようなのです。不思議な話ですね。ほとんどの公表されている改善例は，東洋医学でよくなったという，写真で拝見するとよくなったかどうかよくわからない程度の治り方にすぎません。ジストニアの局所性の頚部斜頸がすっきりと治った動画がないように思われます。

頚部ジストニアを整形外科ジストニアコントロール手術で治してみます。動画8を見てください。モーションコントロールの実際を見てみましょう。

次に車椅子にのっておられる70歳の御婦人です。年齢は70歳です。ジストニアで頚と体幹が右に深く曲がっています。どのような整形外科手術をされたのでしょうか？

第1回目のジストニア整形外科手術：整形外科ジストニアモーションコントロール手術

a）右胸鎖乳突筋中枢腱全切離術

b）右僧帽筋上行枝（後頭部）切離術，

c）右頭最長筋の切離術

を行ないました。

胸鎖乳突筋は多関節筋で丈夫な筋，しかもばねが強く，切った場所で筋肉が再生しやすい頑強な筋線維からなり立っているのです。中途半端に切ると，すぐに切った場所がくっついて再発します。という事で，まず中枢端を丁寧に切り離しています。ジストニア筋の緊張そのものを切り離します。

僧帽筋は肩から右後頭部に向かう筋を右方向に引き倒す筋として考え切り離しました。これも多関節筋の一部で緊張が強いと判断しました。

頭最長筋も粘りの強い頑強な筋で頭を末梢方向しかも伸展方向にに引き倒す多関節筋として，筋の中央部で切り離しました。

手術後，この御婦人の頚の倒れは一気に少なくなり，頭は20～30度ほど持ち上がりました。頭がとても軽くなったと喜ばれました。すごく楽になったといわれます。やはり胸鎖乳突筋の強い緊張，拘縮がこの頚部ジストニア緊張の最大の元凶のひとつの筋になっているのですね。胸鎖乳突筋の中枢の腱を全部切り離す整形外科手術は，頭の傾きを治すのに極めて効果的なのですね。勿論，僧帽筋も，主要な横倒し筋と捉えられますし，頭最長筋も多関節筋としてジストニア緊張をもたらす筋として重要ですね。

しかし，残念な事に，第１回の整形外科手術だけでは緊張のコントロールは十分ではなったのですね。たしかにこの程度の切り離しではジストニアの頚の傾きをとるには不充分なのですね。確かにかなり良くなるのはかなりよくなるのですけど，この頚の傾きは，１回ぐらいの腱を切るぐらいの手術で治るようなやわな緊張ではないのですね。単に胸鎖乳突筋の中枢腱を切るぐらいでは決して治る事にない，頑強なジストニア筋そのものの，ばねの強い，再生能力の強い筋ととらえました。また，もう１つの多関節筋の頭最長筋も中枢腱で完全に切ってしまったのに，さらにもう１つの多関節性伸筋の僧帽筋上行枝も切り離したのに，すぐに再発してしまったのです。20 ～ 30 度ほどの傾斜が残っています。

一方，頚の横倒しとともに体幹も右に捻じれており，全体として頚が右に傾斜しているように見えます。この体幹の捻れを治さないと斜頸は治らないと考えました。次はこの残された筋のジストニア緊張を切り離しにいきます。残ってる筋緊張があるのですね。ジストニアの緊張をとり去るには徹底したジストニア筋だけの切離が必要なのです。３週後，さらにジストニアの緊張筋を求めての２回目の整形外科手術にはいります。

第２回目の整形外科手術：体幹のジストニア緊張筋コントロール手術

a）腸肋筋切筋術

腸肋筋という背中の下半分をそらし，横に曲げる筋もあります。体幹の下半分を横に曲げて倒す頑強なジストニア多関節筋になります。体が右に反ってますので，これも緩める必要があります。これを完全に切り離す整形外科手術をしました。切腱の高さは腰の高さになります。

b）胸最長筋腱延長術

もう１つは頭最長筋という右側に体を反らせ，荒々しく働くジストニア筋を整形外科的に切り離しにいきます。これも緊張が特別に強い，丈夫な多関節筋です。体の後側に皮切を入れて，このジストニア筋を切り離し，力が働かないようにジストニア筋そのものを完全に切り離す整形外科手術です。このジストニア筋はつぎの筋は整形外科手術で腰の高さで切離しますので，ここでは腱様部分だけ切離します。

この２つの荒々しく働く多関節筋はジストニア斜頸の中に隠された，もう１つの悪のジストニア緊張筋になります。切ってしまっていい筋なのです。一方，体幹を支える重要な重要な抗重力筋は腰方形筋など，完全に温存しなくてはなりません。

こうして，横に垂れていた頭と体幹ががすこしずつまっすぐになってきます。手術が終わると御本人は「楽になったと語られます。痛みが減ったと言われます。また全体として特に体幹の捻れがよくなったと語られます。効果があったと語られます。でも，まだまだ，20 ～ 30 度曲がっています。本人は「まだまだ治したい」いわれます。もっと治してほしいと語られます。

体幹のジストニアがきれいになおる整形外科ジストニアコントロール手術も少しずつ準備されてきましたね。次にさらなる第３回目のジストニアコントロール手術を紹介します。

第３回目の手術：右頚部ジストニア斜頸手術，右体幹ジストニア側弯手術

a）広背筋腱延長術

広背筋という固い頑強な痙性ジストニア筋があります。体幹と肩の肩甲骨の間にあり，体幹上部と体幹下部の間に働く頑強な多関節筋ですね。体幹下部の方に体幹上部を引き倒す多関節ジストニア筋です。上腕を肩で背中の方に引く筋でもあります。これを切り離しますと 背中の曲がりの上部の部分の曲がりが少なくなり，背中が少し伸びて来ます。背中を横に，そして後ろに倒す悪者筋ですね。これを切り離して，体の胸の部分の背中の右方向への反りのジストニアを除いていきます。もう１つの体幹上部の体を右方向，そして後方向へ倒す筋への整形外科選択的ジストニアコントロール手術になります。

b）胸鎖乳突筋末梢胸骨枝，鎖骨枝の切離

なかなか頚はきれいに治らないものですね。最初から数えて，１ヵ月半，２回頚部と体幹の手術をしたのに，もう，胸鎖乳突筋が再度緊張してきました。

頑強なジストニア緊張筋です。もう１度，今度は末梢腱を徹底的に切離します。整形外科によるコントロール手術には辛抱が要りますけど，確実に切れば切るほど良くなるという喜びがあります。

これでどうだ，モグラたたきはこれで終わりになるかと思いました。結果はどうでしょうか。相当よくなりました。やるたびに改善していきます。

でもまだ緊張筋は残っているのですね。何が残っているか検討してみられませんか？ 案の定まだ不十分なのです。これでもまだ完璧には治らないといわれます。御本人はまだ不十分，もう少し楽にしてくださいと言われます。そこで，お腹の前の緊張筋を緩めることにしました。

第４回目の手術：腹部ジストニア筋解離術，残存胸最長筋腰部筋の全切離術

これまでこのジストニア側弯に対しては，腰の腸肋筋など背中の筋の緊張を除く整形外科手術をしてみました。反りが強いとみてきたのです。でも，お腹の屈筋も緊張してるのですね。これを緩める整形外科も必要と判断しました。そこで，外腹斜筋の外側を横切しました。同時に，胸最長筋の腰部筋を全切離しました。

これで頚と，体幹との痙性ジストニア筋はすべて切り離し，一方で体をまっすぐに支える抗重力筋はすべて温存する頚部体幹ジストニアコントロール手術の完成となりました。

動画８の術後を見ていただけると幸いです。まだ少し曲がりが残っていて，不十分ですが，頚も体幹も柔らかく，ふっくらと伸びています。まだ，大胸筋，大円筋，小円筋のジストニア緊張が残っていますが，頚と体の大まかなジストニア緊張筋はもう働かなくなっています。後に残された抗重力筋が頚をそして体幹を支えてくれることと思います。ひょっとすると股関節にも緊張があるのかもしれません。

ともあれ，この頑強なジストニアは適切な整形外科ジストニアコントロール手術で大きく消退していきます。頚部ジストニアに苦しむ方々，このくびの傾きを治すのはなかなか簡単にはいきません。でも整形外科の手術手技を使って，局所局所のジストニアを切り離し，からだの変形を少なくし，ジストニアの動きそのものをなくしていく整形外科の治療もジストニアの治療には極めて有効で，あのくるしい痛みから逃れ出る事が可能です。是非あなた方の味方になれる手術と思います。

II－13　ジストニアは筋の緊張を緩める整形外科手術だけで美しく治せます

脳性麻痺という麻痺の病気は脳の障害がおきて，この障害から全身の筋が麻痺を起こして手足が動きにくくなります。全ての脳性麻痺には脳の細胞の麻痺があります。

しかし一般的な一次性のジストニアはそうではないようですね。必ずしも脳が麻痺しているとは限りません。筋そのもののこむら返しが起こっていると考えられます。筋そのものを緩める手術だけで治せます。神経，脳とは無関係な麻痺の分野ともいえます（先天性・遺伝性の全身性ジストニア は別に考えましょう)。

本当でしょうか。ジストニアは脳，神経が異常になって起こるとよく言われていますが，次のケースのように，脳，神経系に脳，神経が異常でなくても起こってくるのです。

まず１枚の動画を紹介してみます。写真２—５（CD-035）をご覧ください

頚部，体幹のジストニアにかかった50歳の女性が入院してきました。

一見して，全身性の脳，神経麻痺のような異様な頚の回旋と，それにつづく体幹の捻れ，痛み，呼吸困難をともなっています。

でも，頚が捻れて，立ち上がる事も困難で寝たきりで，頚が異様に左右に激しく回旋し，それに応じて手足，体幹も捻れて動いています。呼吸困難もあり，頚，肩，体幹が捻れて痛がっています。

一見して，なにか脳神経系の異常が起こったような異様な動きと痛み，呼吸困難ですね。一見脳神経系が悪くなったかのような錯覚に陥ってしまいます。異様な動きで脳の手術をしないと治らないととらえてしまいそうですね。

しかし，私が整形外科の筋･力学的視点から見ると，頚のまわりの筋を中心に，体幹の筋のこむら返しが起こってきて異様な動きになっているだけ，と単純にとらえられます。動きの異常は確かにある。脳の異常とは簡単に言えるものではない。考えられにくいのですね。知覚麻痺もなければ，知的低下も全くありません。知能障害も全く来ていないのです。ふつうに苦しがっています。なぜ脳，神経系の障害というのでしょうか？

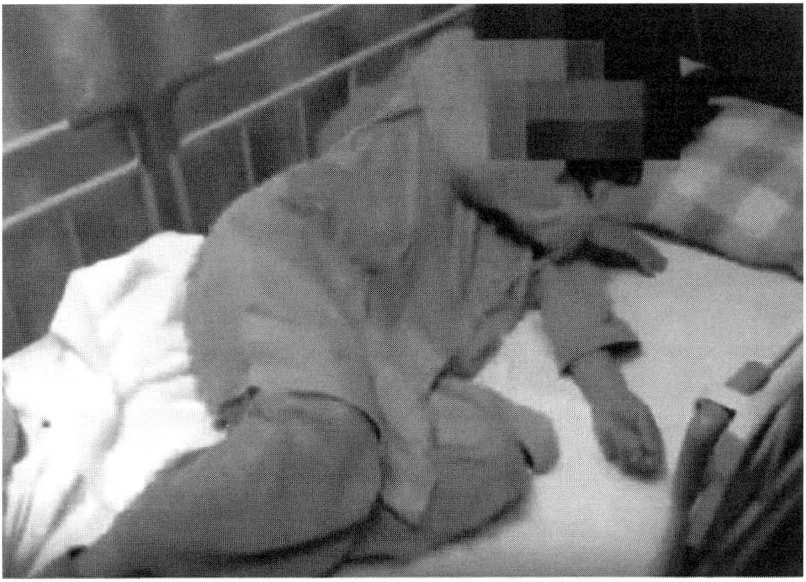

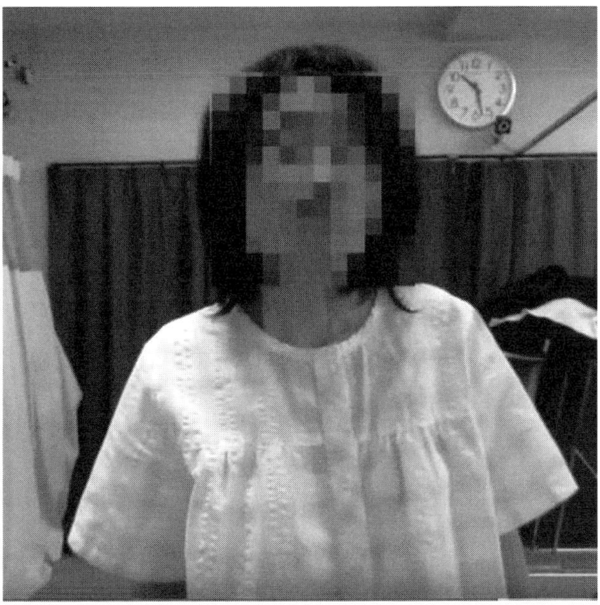

写真２－５

一つ一つの筋の緊張を緩める手術を行うのですが，手術の度ごとに異常な筋緊張による動きは一歩一歩除かれ，最後には立って歩けるバランスのいい体になって帰っておるのです。痛みや呼吸困難も少なくなっていきました。

1回目の頚と背中の手術で，頭と体の関係をまっすぐに保持できるようになりました。頚も大まかにまっすぐに立つようになっております。頚の筋,肩の筋，背中の筋，お腹の筋を緩める手術など7回の全身麻酔の筋の手術で，全体の緊張がとれて，最終的に全身的に片足立ちすらも可能になっています。ジストニアの色々な症状，呼吸困難，体の捻れなども筋の手術のたびごとに一つ一つ消えていったのです。局所の末梢神経を遮断する必要もない。脊髄の部分も完全に温存します。勿論，脳の組織も完全に温存しています。こわい神経の手術も全く必要としないのです。体の中の筋の異常な緊張を示す部位を切るだけでよかったのです。

整形外科的な選択的ジストニア筋コントロール手術に精通すれば脳神経にまったく触らなくても治るという事になります。ジストニアは局所の筋の手術で制御出来るのです。

① 親指の巻き込みは特定の多関節筋を緩めればいい。親指の筋のあるところだけの局所の手術だけでいい。脳の手術は不要です。

② 中指，薬指の巻き込みもこの2つの筋の局所でこれを緩めればいい。脳の手術は全く要らない。

③ 頚部ジストニアも頚部の筋の手術だけでいい。頚の筋の緊張を弱める手術だけに精通すればいい。原因になる筋を切るだけでいい。抗重力筋の短い筋を温存すれば頚が横に倒れる事はないのです。

④ 体幹の曲がり，横曲がりも，体幹の筋の緊張だけで起こってきます。これを局所だけ選択的緊張筋解離術を行いますと，体幹の横曲がりも，縦の曲がりも簡単に治ってきます。脳の手術は不要ですね。広背筋の切離もよさそうです。

⑤ 股，膝の捻れも筋の手術で良くなります。脳性麻痺の治療で鍛えた腕できれいに治せるのです。

⑥ 足の捻れも当然足の尖足，内反足手術の筋延長テクニックで手術で美しくなり変形や痛みも治ってしまう。

⑦ 全身性に起こってくれば局所，局所の緊張と変形を丁寧に治せばいい，ということになります。

ジストニアは緊張変形の程度がいろいろで，なかなか局所，局所でよくするのも難しいように見える。でも整形外科医は筋の緊張を取り除き，丁寧に丁寧に局所局所で筋の緊張を治し，変形を一つ一つ治すのが得意なのです。

美しくなりますよ。どのような変形もこの御婦人のように完璧に治る。

どうぞこのお示しした動画で，脳の手術でなくても，局所局所の筋肉を緩める手術でジストニアが美しい得る事が出来る事が確認できると思います。検討されてみてはいかがでしょうか？　脳の手術でなく，筋肉の手術なので，脳手術をするような恐怖も起こりえません。安心して手術に取り組みますよ。脳外科の先生方も，再発が多いのに苦しんでおられるかもしれません。この，筋肉を緩める手術もつかってみられるのも１つのアイデアかもしれません。しかし薬は使ってはなりません。

手術をして頚のねじれはとれてしまいました。２ヵ月間の手術の日々でした。完治して退院したのですが，痛みが残るのでしょうね。薬を除く事が難しいと言う判断をしました。長い間薬に頼って来たからでしょうね。でも命はとりとめたようです。

Ⅱ－14　捻転ジストニアに会う。全身性 ＋ 頚部捻転ジストニアが治った（1）

今日はすごい頚部，および全身性のジストニアが，整形外科の手術で一発でなくなり，すやすやと気持ちよさそうに眠っている女性のお話しをします。

まず，前の稿の「ジストニアは筋の緊張を緩める整形外科手術だけで美しく，治せます」の動画の手術前の部分を参照してください。

それは驚きでした。

先ほどまで頚のぐるぐる回りの回旋に苦しみ，顎の噛みしめで歯がぼろぼろになり，息が苦しい，死にたいと訴えておられた女性。

私たちは，狙い定めた痙縮コントロール手術を，頚と背部に，本日9時40分から始めました。

2時間半の頚の手術，背中の手術のあと，頚の左右の回旋・顎のぎしぎしという噛みしめ，体幹の捻り回旋は全くみられず，術後こんこんと脈拍数60台，呼吸数6台で上向いて眠っています。もう手術が終わって6時間，どうやらあの激しかったジストニアは今のところ消えたようです。

緊張していた左の胸鎖乳突筋の一部と，両側の胸最長筋の一部を切っただけです。

私たちの「選択的痙縮コントロール手術」は，この難しい不治の病ジストニアの不随意運動にも著効を示すようです。

「頚がぐるぐる回ってる」。

手術前の，この患者さんの妹さんからのメールは次のような内容でした。

（1通目）

今回，姉のジストニアの件で問い合わせをさせていただきました。

姉がジストニアを発症したのは9年ぐらい前で，2～3年前からかなり悪化し色々な症状が現れています。特に酷いのは首が回り，息が苦しいのです。

（2通目）

Ａ大学病院では，全身性ジストニアと診断されています。薬はいろいろ飲んでいるみたいです。

（３通目）

Ｂ大学病院でも聞かれましたが，姉はジストニアを発症する前は，デパス等お薬には一切無縁の生活でした。また姉のジストニアは遺伝性とは違うようです。大学病院で調べました。

すごいジストニアがあるのですね。

動画も送ってこられました。頚が絶えずぐるぐる回っている。

頚の動きをとめると，体が捻れて動く。

体がふとんの上で左右にゆれている。

頚が痛い，息が苦しい，何とかしてと訴えられる。

お腹がかたく捻れている，とも訴えられる。

という事で入院していただきました。

症状は頚の捻れと体全体のシビレです。息苦しさも強く訴えます。歯の噛みしめが強く，マウスピースをはめています。

坐る，立つは出来ますが，すぐに頚が痛くなって横になる方が楽といわれます。ひとときも動きはとまる事なく，体全体が右，左に捻れる動きと頭の回旋は続いています。恐ろしいような連続した，体全体が消耗しそうな捻れの動きです。

皆さんは脳や，神経がおかしくなったと考えますか？

でも，体中しびれは全くありません。知覚も正常です。知能も正常で，頚が痛い。息が苦しい。何とかしてほしいとうったえられます。脳がおかしくなったとはとても考えられない。私は，筋肉だけが緊張していると考えました。

手術の前の妹さんからの４通目の手紙を見てみます。

（４通目）

ジストニアを発症したのは約９年前。

現在，毎日服用している薬は，

Ｘ　00mg を６錠

Ｙ　25mg を１錠

他の薬も処方されていますが，服用していないようです。

痙攣は，顔面，首。肩等，いろいろな部位に現れています。

過去の治療は生体，鍼灸，A大学病院でのボトックス注射などです。

最初の間は回復がみられていました。昨日，無事にこちら（AからBへ）に着きましたが，痛みがずっと続いているようです。特に頚の痛みが一番酷いらしく，寝れない日々が続いているみたいで人相が変わってしまっていました。

このような状況ですが，宜しくお願い致します。

追伸：このメールを書いている時に姉が息ができないと言いだし救急車を呼んでしまいましたが，酸素は十分行き届いているとわかり，結局自宅に戻りました。

相当にひどい痛みと呼吸の抑制された，つらい症状の中にいる事がわかります。こうしてこの地域での治療法の提供のないままに過ごし，頚の痛み，回旋，手足・体の捻れ，背中の痛み，呼吸困難に苦しむ中，当院のことを知り，受診されたという経過をたどっています。このまま放置していては，命が危ない。

考えられる事

この頚の捻れと痛みは，頭を支える，頚のまわりの筋のすり切れと，それによる特定の筋の強い緊張によるものではないか，と診断しました。知覚神経が傷ついた所見はない。知能もおかしくなっていない。

入院時，主訴は頚の捻れの動きと痛み，体幹の捻れ，硬結と呼吸困難で，本人は体の絶え間ない動きで消耗し，悲惨な苦しみの中にいました。

これこそは私たち整形外科が取りくむ問題ではないか。

整形外科的選択的痙縮コントロール手術を育ててきた私は，一瞬にしてこれは私たち整形外科の手で治せると実感します。主に頚の筋の緊張を除き，体幹の筋の緊張を軽く除き，この死の苦しみを除くだけでいい。と思いました。

入院から手術までの4日間の観察で，

・頚の回旋が主体的問題
・体幹，腹と腰のかたい固縮があり，このために呼吸困難がきている
・手足にはごく軽い緊張の亢進がある。けれども無理すれば支えられて立ったり坐ったりも出来る。頚の強い動きと合わせて，体の緊張の動きも少し出ているという事がわかりました。

体の形は一見ゆがんでいません。しかし頚を固定しますと始めて体の一部が

回ったり，曲げ伸ばししたり，不随意に動いています。という事は頸の異常な動きと，体幹の軽い動きの異常が，体全体の動きの異常の原因かも知れないという事が更に確認出来ます。

もう１つは原因ですね

まず，脳が原因と考えられません。神経や脳が悪くなるような原因も思いあたらない。必ずしも脳起因と考えられにくい発症状況がある。ただ，動きがおかしい。脳神経が悪いか,筋肉そのものの動きがおかしいのです。過緊張である。

そこで，少し発症の時の事を考えてみます。

９年前の発症ですね。現在 50 歳とします。40 数歳の発症ですね。それまでは全く正常だった。

若い 18 ～ 22 歳頃から毎日歯科衛生士の作業をされておられる。首を左右にかしげての１日８時間，20 数年，毎日働いてきた。頭の重さは 10kg 弱。繰り返しの頭を横に倒す作業がある。

ここにジストニアが引き起こされた原因はないか，と考えてみます

主体は職業性と考えられる。長期にわたる首を前に曲げる姿勢保持のために，頸の後に位置し頚を支える単関節筋（後頚筋）がすり切れた，と考えられます。脳の異常があるとは見えない。脳の病気ではない，とすると頸の前に残された多関節性の筋群すなわち胸鎖乳突筋が過活動している事が考えられる。特に左がわの曲がりがつよい。

そこで，頚部の局所的な過剰な緊張だけを除く選択的多関節性ジストニア筋解離手術を計画しました。胸鎖乳突筋の中枢腱だけを完全に緩める整形外科の手術です。

また，腹部，腰背部の過緊張と捻れに対しても，その緊張を緩め，回旋の動きをとめ，呼吸困難を除くために最小限の筋肉だけの手術，胸最長筋部分延長術という選択的多関節性ジストニア筋解離術を実施する事にしました。

「これでよくなる。自信をもって」と。自分自身を奮い立たせて手術場に向かいました。

では，どのような手術がおこなわれたのでしょうか？

まず，頚の左側の多関節性屈筋の中枢腱の全部を切離します。頚の回旋，捻りに対しては，まず，頚を左前に曲げる多関節筋（胸鎖乳突筋）の中枢腱と筋切離を全部切離します。この筋は頚部ジストニアの荒々しい動きの最大の原因と１つと考えられ，荒々しい動きで頭を左前の方に引きずり倒していると捉え，

これを緩めるのです。この筋はくびを曲げ，ねじる，動きの速い，しかも弾力性の強い最大の筋になります。

頚の屈筋群を緩める方法にはいくつもの段階があって，今回はそのうちの一番捻れの強い腱，左側だけの胸鎖乳突筋の切離延長術です。右前の胸鎖乳突筋の全ての腱と筋とを一緒に緩めてしまうと，頚をまげる力が弱くなって頚が反って，頚が曲がらなくなる傾向が出ては困るので，片方だけ一番軽い手術で様子をみる事にしたのですね。用心深い手術をしていきます。頚の左方向への回旋捻りだけを少なくする手術ですね。

つぎに体の捻れと息の苦しさ（呼吸困難）に対しては背中の反り，捻りをおこす背筋（胸最長筋）をごく軽く延長しました。

これによって体の捻り回旋の動きをとめ，息を楽にして，呼吸困難をなくそうとしたのです。

整形外科ではこのように体の捻れを除く事による呼吸困難をなくす痙性コントロール手術が開発されています。その効果はすごいものがあります。外肋間筋という胸郭を広げる筋があります。これは肋間筋のをひろげ息の吸い込み筋ですね。この筋を締め付けて，胸郭を広げなくする筋は最長筋ですね。この緊張した多関節筋を緩めると，単関節筋の外肋間筋が元気に働きだすのです。，肋間筋の動きを楽にする手術，選択的ジストニア多関節筋コントロール手術になります。この胸最長筋延長術は息がしやすくなるのを期待して，両側におこなわれました。

このように手術は慎重に慎重を重ね，決して機能が悪くならない配慮のもとおこなわれます。

こうして第１回目の手術が終わりました。

６時間後

ジストニアの動きは，寝ている限り完ぺきに消えてなくなっています。

そしていわく，目をあけて話している時に「お腹すいた」と，お腹の空いたことを感じるようになりました。

術後１日目

さあ，一日開けた次の日，はたしてよくなっているのでしょうか？

頚の筋は一本しか切ってないのだけど？

顔を上に向けて寝ている状態では，頚の左右への回旋，捻り，および体幹の捻れ，はすっかりなくなっていました。ベッドの上で坐っても頭のゆれはなく安定して，回旋ゆれもありません。

これが永遠に続くとなれば奇跡ですが。ある意味で予定通りでもあるのですが。

・合併症がないか

・副作用はないか。

・すぐ１～２ヵ月で再発はないか

・残った動きはないか

といった目で見る必要があります。

① 残った動きがありました。顎にまだ硬さが残っていました。頚の緊張は取れてますが，口の緊張が残っています。側頭筋の緊張が残っているのですね。これは口腔外科の先生にお願いしなくてはなりません。口腔外科の先生にお願いすれば，やわらかく治せると思います。選択的口腔ジストニア緊張筋コントロール手術をお願いすればいいのですね。

② 大量に飲んでいた薬は，まだほしがっています。とりあえず，X錠を半分に減らしました。ジストニア抗精神薬は少しずつ減していきます。

③ 呼吸は楽になった筈ですが，少し苦しがり，酸素吸入を0.5リットルしています。

④ 股関節と膝関節が緊張で左右に動いています。

マイナスはこの程度のようです。でも，まずは予定通り，計画通り最大の苦しみ頚と体の回旋と捻りはほとんどとり去れたようです。

40年ほどかけて育てたジストニアの固縮を治す選択的痙縮・固縮コントロール手術は，全身性のはげしい頚のジストニアの捻りの動きにも充分の効果がある事が示されています。脳の神経を傷つけずにすんだ。やはり，ジストニアは筋肉の強い緊張が原因だった。という，安心感と喜びが生まれます。一方で，再発が極端に起こらなければいいが，と心配になります。

副作用はありません。何ら合併症も幸いにでていません。

頚部ジストニア手術後2日目

頚の回旋は全く見られず，ベッドの上に寝て肩とうでを使って体全体を右・左に回旋させていたくり返しの動きもなくなっています。

昨日まで見せていた膝の交互の捻れ，まげのばしの連続した動きは，40°位から20°位と軽くなっています。

合併症，副作用も出ていません。

しかし，口の中の咬合の動きの中にジストニアの動きがある，といわれます。一応，口の咬合の筋のジストニアの動きの異常も口腔外科の先生にお願いできる余地がありますが，今回は整形外科の頚部のジストニアの治療が主体です。ジストニアの口の咬合は次のテーマにしましょう。

一応荒々しい頚の回旋の動き（頚部ジストニア）は，横になっている間は起こっていない。坐っている時もみられない。捻転ジストニアは消えたという状態まできています。

しばらく体の休養をとって，残った19本の荒々しく動く頚部ジストニアの動きを抜きとっていく事になります。

本人の精神状態も死の淵からぬけ出てきた安堵感もあり，何ら正常の人とかわりなく，おだやかな表情になっています。

ジストニアは脳，神経系統の病気でなく，単なる頚や，お腹の筋の緊張に過ぎないのではないか，という気持ちが強くしてます。

さあ，ジストニアの皆さん，あなた方は，もう頚部ジストニアが治らないと苦しむ事はなさそうです。整形外科の先生方にも御相談されるといいですね。暴れまわる筋肉を緩め，やさしい筋肉に直接変えて正常化する治療が生まれてます。

手術して5日

頚ジストニアの回旋，捻れは寝ている時（横になっている時）はほとんどなくなりました。

トイレに行く時の頚もまっすぐに安定してゆれる事なく，頚の安定性が保たれている事がわかります。

第1回目の頚の手術で，あの荒々しい頚ジストニアの動きがはっきりと改善した事がよくわかります。

また背中の手術で体の前後の固い緊張がやわらかくなり，体の中の捻れもかなり消えています。

ジストニアという病気の一部として頚のジストニアの捻れと回旋，および体のたえまない捻れ，回旋を示しておりました。すごい捻れでした。

しかも，この捻れと回旋の動きは，ひと時の休みも許してくれなかった。この24時間続く回旋と捻れの動きがなくなった，というのは何よりの改善のような気がします。嬉しい。

もう1つの大きな改善点はあの苦しかった呼吸困難がすっかりなくなったという事です。重いジストニアの方は息も苦しいのですね。これも治っています。背中の二本の緊張した多関節筋を緩めたのがきいています。ジストニアのなかの多関節筋の緊張は本当に悪いですね。

まだまだ20本の荒々しく頭や体を地面に引き倒そうとしている多関節筋群のうち，頚で1本，背中で2本だけ緩めたに過ぎません。

まだ頚のまわりには緊張した筋がぴくぴくと動いています。残された緊張をおさえるために，緊張をおさえる向精神薬を離す事が出来ないのですね。今から一歩一歩，頚の垂直位の安定性を確保しながらの，残りのジストニアの動きをとりのぞく手術が必要のようです。

頚部ジストニアはこれまで脳・神経系の病気で，内科的治療，脳神経外科学的治療が主に語られ，治療，研究がすすめられてきました。

しかし，実態をよく運動学的視野を含めて考えますと，頚部ジストニアは重い頭を支える頚の筋の働きの異常でもあり，頚の小さい脊椎骨の上にちょこんとのせられた重い頭をどう地面に落ちないように支えるか，という大きな力学的な課題をかかえておるのでしょうね。脳，神経学的な治療だけではこの課題の解決は難しい。変に脳で頚に行く脳の中枢部の神経細胞を焼却したり，力を緩めると，頭は頚椎から転げ落ちるかもしれない。頭の安定を運動医学からもどのようにはかるのか，の解決も必要なのでしょうね。

これら頚の中の筋の働きの異常を解決するため整体とか，はりとか，東洋医学を中心としたとりくみも活発でした。しかし体の外からは筋の動きをコントロールすることは完全には出来にくいという一面もあります。

もう1つの運動医学を担当する整形外科もなかなか積極的に治療に参加出来る手がかりをつかむ事が出来ず，ジストニアの治療に参加出来ず，特に頚部ジストニア（痙性斜頸）は本当にこれを治してしまうという手がかりがつかみにくい，という一面がありました。

しかし，この運動学的課題を解決出来るのが整形外科による運動学的治療である，という確信を持てる時がきています。

術後6日目

頚の捻れの動き（頚部ジストニア）はとまっています。

息の苦しさもなくなっています。

でもＺという向精神薬が３～４時間たってきかなくなると，おなかのあたりの筋肉がじわじわとかたく気持ちが悪くなるといいます。まだ向精神薬の作用で残された筋肉の荒々しい動きの部分を抑えている所もあるのでしょう。

まずはしかし，６日前の頚の屈筋群の延長手術であの荒々しい頚部ジストニアがとまったのです。たった１本の筋腱の延長であの荒々しかった頚の捻れがとれる！ 頚部ジストニアが改善する！ 整形外科の手術がやさしく，さらにとても効果的である真髄が示されています。

また２本の胸最長筋という背中の筋の延長術であのかたかった体の捻れの動きがとまり，呼吸が楽になっています。２本胸最長筋を緩めますと，このかたい胸最長筋によって動きを制限されていた外肋骨筋がはたらき出すからでしょうか。

一気にジストニアの患者さん，呼吸が楽になるのです。

夢みたいにやさしくかつ生きるための効果の大きい手術を私たちは整形外科のジストニア治療のための手術としてもつ事が出来るようになっています。

これらの結果をもとにこれから第２回目の手術に入っていくことにします。

これからは頚がまだ左側に捻れていますので，これを治すために，左側の頭最長筋を延長します。これまでに左側の多関節筋屈筋である胸鎖乳突筋を緩めました。今回は左側伸筋の最長筋を緩めて，屈曲，伸展の筋の力のバランスをよくするのです。さらに前回，背中の多関節伸筋の胸最長筋を両側二本緩めてますので，それの拮抗筋の体幹の多関節性屈筋の腹直筋を両側軽く緩めます。

これで頚の左への倒れがさらに少なくなります。また，おなかの多関節筋が腹側と背側でそれぞれ二本ずつ緩められ，胸郭と骨盤をしめつける働きが少なくなり，外肋間筋の胸を拡大させる吸い込みの力が強くなることが期待されます。

ジストニア手術　２回目

今日はジストニアの２回目の手術です。

最初の手術から数えて８日目の手術になります。

でも，なぜ，こんなに早く次の手術を計画したのでしょうか？

１つの事情がありました。

実はまだいろいろな筋が緊張してつらいとご本人がいわれるのです。このようにまだジストニア緊張が色々な頚の筋肉のなかにたくさんあるのがご本人はわかるのですね。まだ緊張した筋がいっぱいあるのです。それを，一刻も早く切ってほしいと言われるわけですね。早く残っている緊張を除いてほしい，といわれるのです。

まだ，頚は少し動いてます。ジストニアで切離を予定する筋はまだ残っています。口のジストニアの噛みしめ筋も残っています。１回目はまだ左の頚の伸筋の頭最長筋は緩めていません。まだ屈筋の胸鎖乳突筋だけしか緩めてない。ですからこの伸側の筋の緊張を緩めなくてはなりません。

要するに，選択的ジストニアコントロール手術では屈側の胸鎖乳突筋と伸側の頭最長筋の両側を同時に緩める事によって，屈伸のバランスをとるのですね。１回目で屈側の胸鎖乳突筋が緩められた，という事で，２回目の手術では伸筋の頭最長筋を緩める必要があるのです。これで頚の左側での屈伸のバランスがとれてきて，頚全体のバランスがとれる事になると考えられます。一歩，一歩丁寧に多関節筋を緩めながら，やわらかい単関節筋の活性化をはかるのですね。

お腹の緊張筋も同じ考えです。伸筋の胸最長筋を前回緩めたので，今回は屈筋の腹直筋を緩めて，お腹の固い緊張と背中の固い緊張を両側で除いて，胸郭の肋間筋の働きを高めるのです。といった事情で早速，次の２回目の手術に踏み切ったのです。モグラ叩きのような再発はおこさせない，ということです。しかも，一つ一つの手術が間違いないことを確認しながら行うという事で，1つ，ひとつの筋の機能をたしかめながらのとりくみです。

という事で，左の頚の伸展多関節筋である左頭最長筋を切離しました。同時にお腹の屈筋である両側の腹直筋を少しだけ腱画のところの腱部を部分的に切離しました。

手術終了から３時間経過

「前回の手術のあとに比べて，さらに全体としてよくなった」と本人が語ってくれます。

また，お母さんも「これまでに比べて顔色が数段よくなりました。これまでは何かしらくすんだ感じがしてたのですけど」と大変喜んでおられます。

頭と頚を左側後方向に捻り倒す筋肉を一本延長して，この固い荒々しいあばれ回る筋をさらにやわらかく，やさしい筋肉に変えてしまいます。

また体を前に後に引き倒しながら，右に左に捻り回す体幹の筋（腹直筋）を２本延長し，やわらかくゆるやかに動く筋に変えてしまいました。

荒々しく弾力性に強く働く筋が，やわらかくゆったりと動く筋に変わると，頭や頚や胴体は捻れがなく，ふっくらと動くようになります。

整形外科的なジストニア筋を選択的にやわらかい筋に変えていく選択的ジストニア筋コントロール手術の実態はご理解いただけましたでしょうか？ 胸鎖乳突筋など多関節筋は硬い筋は切離しますとしばらくするとまた，切離断端は再び，ふっくらとくっついてきます。しかも筋全体はやわらかくなり，やわらかい力で再び筋として働き始めるのですね。勿論再発の原因にもなりますが，万一再発が起こった時には，再発部の上下の部分を再度切り離しますと，更にやわらかい筋になります。

多関節筋はこのように切り離して，やわらかく力の弱いやさしい筋に変えるのもよし，もう一度更に緩めて，力の更に少ない筋に変えるのもよし，いずれにしても，少しおとなしくしててほしい筋なのです。

今回の２回目の手術の後の経過は

「手術内容」

① 左頚の後側の筋（荒々しく頭を体の方に引き倒す多関節筋＝頭最長筋）を緩める。これで左後ろに倒れ気味だった頚はまっすぐになれると考えます。

② 両側のお腹の荒々しく体をねじる筋を緩める

３本のかたく荒々しく体を体の中で地面に引き倒そうとする長い筋を緩め，やわらかいおだやかな筋に変えます。脳性麻痺や，ジストニアでは多関節筋は体の中から，頚や手足，体幹を地面に引きずり倒す悪魔の筋なのですね。

体を支える役割をする短いやさしい単関節筋は大事にそのまま残し，リハビリで機能を強化します。一本の線維も切ってはならないのです。

２回目の手術　３日目の結果

① 頚の捻り，回旋はまったくなく，ジストニアの再発傾向はありません。

② 顔つきも弱々しくなく，本人は手術に負けていません。

③ 手術について感謝の言葉が「ありがとう」との表現で何回も何回もあります。

④「顎の動きはどうですか」と聞くと，「やわらかくなりました。もうかた

くなく，はぎしりもしない」と，やわらかく語られる。頚の手術で顎が楽になる。この時だけでしたが。

⑤ 大きな改善点は，寝ていても股関節と膝関節が曲がり，左右に右・左と倒れながら，捻転して動いていた両脚が，かなり静かになり，20°位の曲げのばしで動いています。

⑥ あの恐怖の捻転ジストニアの頚，体，手の捻れ回旋が完ぺきにとれています。食欲もあり，寝ている限り，動きと形の上では何の形の異常もなく，前向きに生きていけそうです。

⑦ 呼吸困難も全くなくなり，快適そうです。私たちの固縮コントロール手術の目玉です。呼吸困難を　体幹筋を緩めて治すのですね。

2回の手術で，頚で2本，背中で2本，お腹で2本，計6本，荒々しい動きをする悪い太い筋を2回に分けて緩め，曲げのばしのバランスを考えながら，やわらかく動きのおだやかな筋に変えてしまいました。

荒々しく，ばねがあるかのような動き，緊張していた筋がいなくなり，頚と体の捻転ジストニアが消えたのです。頚と胴体の間でで，もう再発をおこす筋が6本なくなっているのです。体を支える，単関節筋群が生き生きと活動を始めています。

脳性麻痺では多関節筋が緊張が強く，曲げるサイドも，伸ばすサイドも，弾力性が強いように見えますが，ジストニアでも同じのようですね。この弾力性の強く，緊張も強く，荒々しく動く筋を選択的に切り離すと柔らかい動きの筋に変り，やわらかい動きに変るのですね。

ジストニアの弾力性のある，緊張した筋がどうやら見つかったようですね。全身に広く存在している多関節筋の様です。これを屈伸のバランスを考えながら緩めていけば，局所，局所のジストニアの動きは少なくなっていく，という図式が見えてきました。

2回目の手術後4日目

○○さん：

「背もたれを後に30°ほど倒した車椅子を押してもらって近くの公園まで外出をしたい」との申し出がありました。

玄関まで見に行くと，全身はゆったりと車椅子に身をまかせて，お母さんに押してもらって満足そうです。

全身からジストニアの動きが消えています。食欲も少しずつ出ているようです。息の苦しさもすっかり消えたようです。

少しずつ頭をまっすぐに保つ力もふえてきたようです。

両足で体を支える力も決して弱くなっておりません。

頸の捻れは完ぺきに根治的に治った上で，頭を支える力が残っている！

何故荒い捻れがとれる一方で頭を支える力が弱くならずに安定しているか，大変面白いテーマですね。

それは私たちの運動学専門の知見で，頭をまっすぐに支える大事な筋を手術の時に温存して残しているからなのです。

人の筋群のなかには，弾力性が強く，筋そのものが丈夫で，少々の激しいトレーニングではすり切れない，しかも荒々しく働く長い筋群（胸鎖乳突筋，頭最長筋など）と，広背筋の緊張はとれていないのか？

これとは正反対で，弾力性は弱く，筋そのものは弱くやわらかで，激しい反復性の動きで擦り切れやすい柔らかに働く短い筋群（胸骨舌骨筋，後頭下筋など）と，大きく２つの筋群に分けられ，この２つの筋群が，順々に規則正しく並んでいます。

このうち，長い筋では痙性がつよくなりやすく，脳性麻痺や，ジストニアでは，局所，局所で固く荒々しく動くようなのですね。ですからこの緊張の強い筋だけを選択的に切ってやれば，痙性だけが，あるいはジストニアを起こす筋だけが弱くなり，緊張や，ジストニアの動きだけが少なくなるのですね。

反対に，筋そのものは弱くやわらかで，激しい反復性の動きで擦り切れやすい柔らかに働く短い筋群は，体を抗重力的に持ち上げる筋で，これを選択的に残すと，ジストニアや痙性だけを選択的にとり除くことになります。後頭下筋，舌骨胸骨筋などですね。

頭をしっかり支える，貴重な筋があるのですね。抗重力筋となずけられる筋です。これを100％温存して頚が前後左右に倒れるのを絶対に防ぐのですね。これを温存できれば頚の捻れ，倒れは完璧に防止できるのです。この発想は痙性緊張や，ジストニアだけを緩める事を可能にしてくれています。

全身性捻転ジストニアを治す

今回皆さんとともに経過を見ている〇〇さんへの手術は，私どもの選択的痙縮・固縮コントロール手術という運動医学（整形外科）の中の特に動きの異常を科学的に治そうという手術になります。

私たち日本の整形外科のグループが40年をかけて育て上げた選択的痙縮・固縮コントロール手術という手術の応用ですね。

どのような手術かという点，これからものべていきますし，このホームページでも詳しく述べていますが，簡単にいうと人の筋肉のうちに長くて，かたくて，荒々しく速いスピードで動き，人の体を，そして頭を地面の方向に引き倒そうとする筋があるのです。とっても行動的だけど，調和性のない筋ですね。

一方，長さがみじかくて，やわらかく，ゆっくり動き，人の体をやさしくほぐす垂直方向に支える筋もある事がわかってきました。

ジストニアでは，この長い筋と短い筋のバランスがくずれて，長い筋の働きが優勢であると考え，長い筋だけを緩めて，やわらかい力の弱い筋にかえてしまうのです。

私たち整形外科医は人の筋骨格系を治療し，その結果をみていくうちに，この機能の差に気づき，これを手術に応用し，固縮コントロール手術として体系化したのですね。

この選択的固縮コントロール手術を○○さんに使ったのです。

○○さんのジストニアはジストニアの中でも一番治りにくそうに見える全身性捻転ジストニアです。色々な治療法になかなか効果があったとの報告はありません。

ジストニアの荒々しさは，頭から足まで右・左への捻りの動きを絶え間なく，目が覚めているあいだ中くり返しています。エネルギーが消耗してしまうんだろうな，頚や体が痛いだろうな，とその異常さに圧倒されてしまいます。動画は近日中にYouTubeに掲載予定です。

これが永遠に続くとなれば奇跡ですが，今から皆さんと一緒に見ていきましょう。

ところで，この○○さんのジストニアは捻転ジストニアといっていいのでしょうか。

さて，ところで○○さんのジストニアはとても興味のある動きをしているのですね。

寝ている姿勢の時の動きですが，どうも上向きに寝ていますと頭が右左右左と左右に捻れます。頭をとめるようにすすめますと，体全体が左右に頚を中心に捻れ，左右に回旋します。

頭を横向きにすると，体が前と後に交互に捻れてうつぶせ気味からあおむけ気味に，あおむけ気味からうつぶせ気味にばたんばたんと捻れ，回旋します。

動きは決してとまる事はない，１秒に２回ほど動く速さで動いています。壮絶な動きです。

このジストニアの種類は何というのでしょうか。ある大学では全身性ジストニアと名づけられたとの事。

彼女の動きを見ていて，やはり体全体の捻れの動きが強いので，頚ジストニアをともなう全身性捻転ジストニアととらえるのが最善と考えました。これでいいのでしょうか。

さてなかなか難しいジストニアですね。

これは難しい。

脳神経内科的には？

脳神経外科学的には……。

ボトックスなど筋弛緩薬では……。

整体や鍼など東洋医学では……。

① すっきりとこの動きを消し去れるか？

② 消し去ったあと，もとの頚をまっすぐしての座り，立ち，歩き，作業などの動きが出来るか？

③ ジストニアの動きを見違える程すっきりと弱める方法は？

一方で同じ運動医学でその中核とも考えられる整形外科は，動きそのものを治す事のむずかしさゆえに最初からジストニアの動きを治療の対象としてきておりません。最初から治療をあきらめている。

一般の方々も，この動きの異常を治す事を整形外科には求めなかったのでしょうね。という事ではジストニアの治療が整形外科では，科学的にはなされてこられなかったのです。

ところが面白いところから，運動医学的に，整形外科の中から，この動きの異常の治療をなおそうとするとり組みが芽ばえてきていたのです。

捻転ジストニア，頚部ジストニア，手指のジストニアは治る疾患になっていた

ところが私たち，運動医学を専攻する整形外科から見る時，捻転ジストニア，頚部ジストニアの荒々しい捻れ異常の動きをを治す事はそう難しい事ではなくなっていたのです。

脳性麻痺というもう1つの運動異常の疾患があります。生下時の脳の障害で起こってくる病気になりますが，その中にアテトーゼ不随意運動と名づけられる二次性のジストニア疾患があります。首，肩，肘，手，おや指，手ゆび，胸，背中，お腹，腰，股，膝，足，足ゆびと，全身のあらゆる関節にアテトーゼ（二次性ジストニア）が起こってきて，人の動きを妨げていました。これも生まれてからすぐに起こってくる病気で，治す事の難しいつらい病気ですね。

体全体に捻転ジストニア的な異常な動きがありえたのです。

これをきれいに治すために私たち整形外科医はこの疾患と死闘をくり返してきたのです。40数年間も。そしてその中で全身の体の中の筋肉の動き方，その作用を骨格との関係で調べつくし，選択的痙縮，固縮コントロール手術を生み出し，このアテトーゼを体のすみずみまで抜き去る事が出来るようになっていたのです。

手指の先のアテトーゼ，体幹，腰のアテトーゼと，そして頚のアテトーゼもきれいにやわらかく緩め，脳性麻痺の二次性ジストニアの問題はからだのあらゆる部位で，完全に解決済みになっていました。

多い人は10数回の固縮コントロール手術を実施し，頚や体の捻りをとり，手，足の動きをやわらかくふっくらと使いやすくし，あらゆる関節の痛みをとり去り，体幹の呼吸抑制筋を切り離し，呼吸を楽にする素敵な手術となりました。

脳性麻痺のアテトーゼは脳細胞の異常から来る二次性のジストニアで，それは治しにくい動きなんです。脳の中の構造を変えないとこれを少なくするのは難しい，といわれていました。

それでも今，脳性麻痺の二次性ジストニアでも整形外科では美しく，力強く治せる疾患となり，解決可能な疾患となっています。広背筋も肩の裏で切り離せます。

筋肉のかたさを緩めて治せる病気になっていました。あらゆる部位の脳性麻

痺や，アテトーゼの麻痺はすべてやわらかく，ふっくらと美しく力強く正常化に向けて治るようになってきていたのです。

2回目の手術後6日目の観察

○○さん，1回目に頚を曲げる筋のうちの1本を延長し，2回目には左の頚を伸ばす筋を1本を緩め，計，頚の筋は左側だけ2本緩め，やわらかい筋が主体に働くバランスに変えてしまいました。

結果はおどろく程にジストニアの頚の回旋捻れが治っています。また厳密に観察しますと，手術前の体幹の捻れジストニアの十分の一位が残っています。

しかし，手術前の捻れとはほど遠い，わずかな回旋だけに見える。もとにもどる気配はありません。

あの目を覆いたくなるようなジストニアの動きはどこにいったのでしょうか。

お母さんいわく，

「ごはんは朝ひるばん，全部食べられるようになりました。トイレにも歩いて行けます。廊下を 20 ～ 30m 歩いています」

面白いですね。本人がベッドからおき上がって坐ると，頚の捻れ，回旋は全くとまってしまっています。

まだ体の捻れの動きは少し残っていますので，今から残った捻れを治す手術をつけ加えていきます。残っているのは延長し残した分のようです。これを緩めにいくのです。

ジストニアに苦しむ方々，頚部ジストニア・捻転ジストニアは，整形外科の選択的固縮コントロール手術で治る病気になりそうです。

○○さんはジストニアの捻れ回旋が完全にとまるまで治療をつづけます。

ジストニアに苦しむ皆さん，もう1つ大事な事を忘れていました。

○○さん，実をいいますと手術のあとも頚のゆれ，倒れは全く来る事なく，しっかりまっすぐに保たれています。この点が奇跡に見える点ですが，これも科学的な裏付けをもとに頭を支える筋群を大事に切らないよう徹底して温存しているからと考えられます。科学の力を信じて○○さんは前進をつづけます。

頚部ジストニアが少しずつ減ってきています。広背筋はどうなのでしょうか？

2回目の手術後12日目

今日はまたうれしい一日でした。

○○さんの頚のゆれがさらに少なくなり，顎の噛みしめがとても少なくなった，と語られます。

後頭部の痛みがとれてきた，と，自分で寝た状態から起き上がり，自分の症状の事を語られます。胸をしめつける痙攣もない状態になってきました。少し残っている症状としては，左頚の筋緊張と両足のあしゆびの曲がりだけになりました。

呼吸困難もなく，息の苦しさもなく，食欲も充分です。このようによくなるとは思いませんでした。

明日は，この色々な改善を確実なものとし，再発を防ぐための残された頚の屈筋を更に緩める事にします。

これが終わりますと，その状況を２週間観察し，問題があれば反対側の頚の屈筋を延長して緩めます。同時に，足の中の筋を緩め，ジストニア緊張を除く予定です。

頚部捻転ジストニアがすっかり治る日々が近づいているのでしょうか。

今しばらく慎重に手術をすすめていきます。

II－15　全身性十頚部捻転ジストニアが治った（2）

捻転ジストニア。3回目の手術をおこないました。少し左への頚の傾きが強くなっています。左の胸鎖乳突筋の切離の量がが足りなかったようですね。広背筋を左肩の中枢側で切るべきでなかったのか？という疑問が1つ残っています。

手術内容

左頚部屈筋群（胸鎖乳突筋）をさらに1本延長しました。中枢腱を1ヵ所切ったぐらいでは，簡単に頚の斜頸は治ることなく，再発し，再度の全中枢腱の切離が必要だったのです。胸鎖乳突筋はとっても頑丈で，ばねがつよく，いわゆるモグラ叩きといわれる再発が起こったのですね。1ヵ所切ったぐらいではすぐに再発しやすいのですね。そこで再度これを切る事にしました。

それ以外に尖足があり，3ヵ所で腱延長をしました。両足の親指の屈曲変形に対し長母指屈筋延長，2，3，4，5足趾の屈曲変形に対して長趾屈指腱延長術をまず行ない，足指の緊張を少なくしました。さらに凹足変形，緊張に対して足底腱膜を延長しました。これで，足首がやわらかくなっています。これも，足の変形には必ず行なう手術になっています。

これまでの頚の緊張に対する手術では，なお緩め方が少なかったのですね。まだ頚に緊張が軽く残っていたのですね。今回の手術はこの残っていた左筋胸鎖乳突筋を緩めたのです。なかなか頑固な緊張です。1ヵ所切ったぐらいでは，またくっついてしまい，また曲がるのですね，これを更に緩めました。徹底的に緩めなくてはならないことを学びました。胸鎖乳突筋は頑丈な緊張筋なのですね。

頚の再発とともに，両側の足に足趾を曲げるジストニア緊張がありました。これもスムーズな歩きを邪魔します。両足の母指の屈曲変形に対し，長母指屈筋を延長して，これを緩めます。2，3，4，5足趾の腱，長趾屈筋を延長します。足趾が伸びて立ちやすくなります。足底屈筋腱の緩められて，凹足変形も少なくなってます。

両股と両膝，右頚と左頚の一部，顎の緊張はまだ残っていますが，体のかなりの部分の緊張筋が緩められました。

術後１時間，頚は更にまっすぐになり，股関節と股関節の曲がりは消え，足のゆびが曲がる緊張がとれました。胸，背中にあった痙攣がなくなったと本人が語ります。みけんに深くきざまれていた縦の皺（しわ）は，浅い皺１本だけになりました

頚の一歩一歩捻転ジストニアは少なくなってきています。

３回目のジストニア手術：首と両足の手術の後の２日目

良くなった点：

・全身のジストニア捻転の動きは，坐っていると完全にとまっています。上むきに寝ていても動きはなくなっています。
・残っていた両脚の股関節，膝関節，足の曲げのばしの捻れの動きもなくなりました。
・呼吸困難は消えました。
・睡眠が深くなりました。いびきをかいているとの事。
・食欲は回復，ほとんど口にはいらなかった食事が全部食べられるようになりました。12 kgほど痩せていました。
・左頚の痛みがすっきりととれました。
・起き上がって自在に歩けます（短距離 50m 位）。

残っている問題点：

・頭のうしろの痛みがある。僧帽筋の上行祉枝の緊張があるのかもしれません。これを切ると頭を後に反らす力がなくなってはいけないので，温存しています。
・足ゆびが曲がっている（歩き出すと消える）。
・横向きに寝ていると体が前後にゆらゆらと揺れる（２～３°か）。
・顎のジストニアの噛みしめが残る（口腔外科の先生にお願い出来るかもしれない）。

新たにおこった問題：

・うなじ（頚部）が，両側とも痛い。
・腰，股関節部が猛烈に痛い（腰，股関節にも緊張があるかもしれない）。

私の独り言

あの猛烈な捻転の息つくひまもないジストニアの動きはどこにいったのだろう。捻転ジストニアが再発なく治るといった大変なしあわせがおこったのかも知れない。

反対側の頚に緊張がまだ未治療のまま残っています。逆の変形，緊張をおこさないよう用心して，これを緩めていく事になります。もう大丈夫。ジストニアの頚と体の捻りは弱める事が出来るようになったのです。

ジストニアの捻れ・捻転がなくなった

手術前は頚が捻れ頭がぐるぐる回っています。いつまで頚の骨の間にある軟骨はもてるのだろうか。こんなはげしい捻れが来ていて，いつまで体が生きていけるのだろうと心配になる手術前ですね。

手術のあと，あのすごいジストニアの頚の捻れは消え，まずは一安心，これなら何とか生きていけそうです。奇跡に見えます。

でも奇跡ではありません。

現代科学である整形外科の運動医学で研究に研究をかさねて，このジストニアの捻れを止めたのです。頚と体の筋肉の機能を分析して，頚をねじる筋肉，背中と腰をねじる筋をみつけ出したのですね。

頚と体をねじる筋肉だけを延長して力を弱めて，捻りの力が働かなくしたのです。これで，これでの３回の手術で頚と体の捻れの力が少なくなり，捻れが止まったのです。整形外科での筋の機能分析で，頚と体をねじるジストニアの筋だけを延長して，ジストニアの捻りを抜き取る事が出来たのです。

やさしい筋を残さなくては。

一方で，やわらかい体を持ち上げる短い筋の筋繊維は一本残らず温存します。

手術のあとこれらの筋が活性化されるのですね。こうしてジストニアの荒々しい動きは体の持ち上げ機能を残したまま完ぺきにとり去る事が出来るのですね。力もたっぷり残るのです。

頚部捻転ジストニアのような広い範囲のジストニアもすべて正常に可能な限り近づけて治せる，という夢のような本当の話が実現するという現代運動医学整形外科のジストニア治療の話になります。

いくら首の捻転ジストニアの捻れを動きを，注射や手術で少なくしても，そのあと頭がぐらぐら，ゆらゆらしたり前，後，右，左に倒れては治療としてはなりたちません。このような治療を希望される人はいないでしょう。私たちの選択的ジストニアコントロール手術では，頭を支える，多裂筋，後頭下筋という重要な筋肉繊維を一本の筋繊維も傷つける事なく，温存します。これらの短い単関節筋がのこりますと，決して頭がぐらつく事なく，手術のあと，日常生活に復帰出来る事になります。これらの筋が大事なのですね，頭の保持には。

この頭を支える筋を一本といえども傷つけないジストニア治療法は，この整形外科手術でようやく可能になっています。

頭をしっかりまっすぐに保てる治療法，これこそがこの一見治療不可能に見える頚部・捻転ジストニアの荒々しい首の捻れの動きを安全にとめる切り札のような気がしてなりません。

頚部・捻転ジストニアがよくなる治療が稠密な整形外科治療でも可能になる日がやってきています。

3回目のジストニア手術から4日たちました

横になって寝ていると少しだけ体が前後に回旋しています。5°位以内でしょうか，もう一息ですね。

坐ってもらうと頚・頭の捻れの動きは全くありません。捻転ジストニアの捻れは再発して来ていません。

坐っていて頭は垂直位に保たれていて，右左，前後へのゆれは全くありません。呼吸の苦しさも全くなくなりました。股関節の痛みも訴えておりません。「頭の左右が痛い」と語られます。顎を動かす側頭筋の痛みでしょうか。

一番すごい変化は肌の色です。うすく透けて見えていたバサバサ感のうすピンク色の肌は大きく変化し，肌色のつやのある命のみなぎる肌に変わっておりました。激しい捻れは肌の感じも変えてしまうのですね。

顔つきも生気のあるものに変わり，目つきも「今から長生きする」と意欲のあるものに変わっています。「ジストニア緊張を治す治療をしてもらってよかった。ここでの治療がなかったら，今頃こうして生きていられなかった。毎日が死にそうでした」と語られます。お母さんも同感だと言われます。

まだのこっている，ジストニアの緊張ではぎしりをしたり，頭の側面が痛かったり，脚ゆびが曲がっていたり，と完全に症状がとれていないのが，私にとって充分でないのですが，この体にあふれる生気，生きる意欲を感じて，よかったと感じた術後４日目でした。

ジストニア，もう１つの奇蹟。現代運動医学。頭をまっすぐに保持するには？

ジストニアの筋肉の手術をしたのに頭をまっすぐに保つ筋はしっかり働いて，頚が前後左右にぐらぐらに倒れていないですね。大丈夫。頭板状筋，頭半極筋，多裂筋，前斜角筋，中斜角筋，後斜角筋など筋腹の短い筋が働きやすくなり，頚が安定するのです。

頚のジストニアのむずかしさは重い頭を支えて，これがぐらぐらならないように安定させながら異様な捻れを動きをとめる，という事のようですね。

ジストニアの整形外科で頚の後の筋の力を弱めると頭が前に倒れ，まっすぐに持ち上げられなくなるし，前の方の筋の力を弱めると頭が後に倒れるという大変な困難が待ちかまえる。ジストニアの頚の横倒れでこの手加減を間違えると悲惨な事になりかねない，という事で手術が怖く，放置される事もあり得るのでしょうね。

ジストニア頚の前の方の筋を緩めすぎて頭が後のほうに反ってしまったらどうするのでしょうか？　どうする事も出来ないですね。ですからまず多関節性筋だけを緩めるのです。

前・後・右・左の頚の多関節筋だけを切って，ぐらぐらにならないようにする。

○○さんの動画に見られるように，整形外科の動きの医学は，このぐらぐらの問題を見事に回避し，立って歩けるだけの頚の安定性を残した上で，ジストニアの動きを減少させています。

ジストニアの難題解決のきざしが見えています。前，後，右，左の頚の多関節筋を頚の傾きに応じて，適切に切り離し，バランスをとるのですね。その時，この４方向の多関節筋は充分切り離していい，という事になりそうです。でも，ある程度はジストニアのくびの傾きを観察し，腱を切る量を加減する必要もありそうです。○○さんは側弯変形がとれて○○に帰っていかれました。長生きを願うばかりです。

頚部捻転捻ジストニア　４回目の手術

今日は最初から数えて４回目のジストニア頚の手術をおこないました。まだ，まだ左側への頚の倒れがあるのです。頑固ですね。左側の頚を曲げるジストニア筋筋胸鎖乳突筋をさらに中枢と末梢の２ヵ所で切離し，さらにやわらかくしました。同時に右側の頚を曲げる筋胸鎖乳突筋のうち1本だけを延長しやわらかくしました。

全部一緒にのばさないのは曲げる筋を切ってしまって反り頚になるのをさけるためです。ジストニアでは少しずつ曲げる筋と反る筋とを交互に緩めていかないと，とんでもない反り頚や，横倒れ頚になる危険がごろごろしてますからね……。

反った頚は現代の一般の医療では治せない可能性があるのです。ジストニアの頚では，反りをおこす筋を安易な気持ちで緩めると，ぐらぐらの頚になってしまう恐れがあるのです。

こうして今日は右と左の頚を曲げるジストニア筋を用心深く交互に延長し，やわらかい筋に変えました。

まだ手術が終わって6時間程しかたっておりませんので何ともいえませんが，横向きに寝た時にジストニアの前後へのゆれがなくなったように感じました。

ともあれ，頚の中に走る頭を前右，後左，前左，後右と4方向に地面にむけて引き倒す荒々しい乱暴なジストニア筋を緩め，おとなしい筋に変え，逆に頭を上むきに支える紳士的なやさしい力をもった筋を大事に残し，活性化させていけば，この荒々しい捻転ジストニアといえども，頭をまっすぐに美しく保ち，やさしい動きで正常な動きが出て来る，と考えるのが整形外科の中の科学的思考になると思います。

ジストニア4回目の手術後のおだやかな動きと，まっすぐにゆれなく保持されて頭に勇気づけられ，更に改善を目指します。

頚部ジストニア，捻転ジストニアに4回も手術してみて

ものすごいスピードで前後左右に捻れながら回旋する頚の捻転ジストニアを前に，頚の回旋を止める治療を求められ，現在，4回も整形外科手術でジストニアの筋を切り離し，頚の捻れを激減させる事は出来ました。

しかも，整形外科手術の手術のあと，頭は前にも後にも，右にも左にも倒れる傾向は全くなく，坐った時，あるいは，立った時もまっすぐに頭は垂直位安定位に保持され，数10mであれば立って歩く事も可能であり，当初の目的がジストニアの動きをとめる事であるとしますと，とてもうまくいっているととらえられます。

御本人も呼吸が楽になり，食事が全量とれるようになり，何とか楽に寝られ

るようになったり，生命をおびやかされる状態はなくなり，治療の成果をよろこんでおられます。

しかし，捻転ジストニアは難しい複雑なジストニアですね。

極端に悪いジストニアの部位が整形外科手術でよくなると，今まで気づかなかったほかの悪い所のジストニアにきづくようになるのですね。それがまた深刻で頭を抱えるような問題なのです。また，胸鎖乳突筋などジストニアの動きを引き起こす筋は丈夫で，再生力が強くて，なかなか一ヵ所を切り離したぐらいでは，切った部位が離れる距離が少なく，またすぐにくっついて再発するのですね。

例えば，

① 顎の噛みしめが強いのがつらい。口角のジストニアですね。このジストニアには口腔外科医の参加が不可欠ですね。ほかの科の医者では治らない。

② いつまでも頚をまっすぐにして坐っていたり，特に歩いたりするとやはり頭を重く感じるのですね。横になりたがるのですね。一種の再発が起こるのです。

整形外科手術でどれ位長い時間，頭をまっすぐに垂直位に保てるか，という事も大きな問題となってくるのですね。欲をいえばきりがありませんが，普通の人に近く，頭を支えて長く支えられるかどうか，その支える時間も問題になるのですね。頚がつかれやすいのですぐに横になりたがるのです。一種の再発でもあります。この再発した頚の傾きを再度治せるかという課題もあるようです。どれ程，頭を支える力を残せるか，という事が次のテーマとなります。

これらのさらなる整形外科の問題が次におこってきますので，これも解決しなくてはなりません

次々に希望が出てきて，次にどうするか，という事になる複雑さがありますが，治療する側としては，さらにこれらのジストニアの腱を切って行けばいいわけですから，うまく治せば，これらの問題が解決する，という楽しみもあります。また，患者さんもつぎの整形外科手術，あるいは口腔外科手術を期待するわけですね。この患者さんの場合，少しずつ，ジストニアの選択的ジストニアコントロール手術の筋の切り残しがあり，多くの手術をすることに なってしまいました。この患者さんはさらに残ったジストニアに対してさらなる緊張コントロール整形外科手術を求められました。

頚部ジストニアを整形外科手術で治療してみて

捻転性の頚部ジストニアの整形外科の手術を開始して，２ヵ月弱になります。

① あの恐ろしい頚をぐりぐりと絶えず捻り回すような回旋ジストニアの動きは影をひそめました。坐ったり立ったり歩いたりしている時は頭はまっすぐに保たれています。

② 呼吸が楽になりました。

③ 食事が全部とれるようになった事も特筆されていい改善といってよさそうです。大きな前進ととらえられます。

④ ところが，次の難題がありそうなのですね。１つは顎の噛みしめ，という問題です。どうも○○さんのジストニアは，顎のジストニアと頚のジストニアとが組み合わさったジストニアのようなのです。

顎の噛みしめのジストニアで歯がぼろぼろになり，マウスピースをはめていた方なのですね。

整形外科手術で頚の方がよくなった分，顎の方は未治療で残されているので，これがはっきりしてきたのでしょうか。両側の顎の関節を痛がります。側頭筋，咬筋という顎を噛みしめる筋のこむら返しと思われますが，整形外科の手におえず，口腔外科の先生にお願いしたいなかなかの難題ですね。

頚の緊張が充分にとれたら，もう一段検討の課題のようです。広背筋の切り残し問題が１つ残ったようです。どうもこのかたの頚部ジストニア本来の原因が左側の頚と顎の間にありそうです。ここの緊張（胸鎖乳突筋）をもう一度切り離した方がいいのかもしれません。

ジストニア緊張を抑える抗精神病の薬をどうする

もう１つの深刻な問題，ジストニア筋緊張を少なくし緊張の痛みを除く薬から，なかなか離れにくい，というジストニアを抑える抗精神病薬の習慣性の問題です。顎や頚の筋肉に，たえずこむら返しのような緊張がおこっている頚部ジストニアに対して抗精神病薬で緊張を少なくする内科的治療が行われています。

この痙攣様の緊張を少なくするために習慣性のおこりやすい抗精神病薬を常用しているのですね。残されたこのまま飲むのを続ければ，いずれまたジストニア緊張は起こってくる。この薬を少なくしていく事がなかなか難しい。

「痛くて眠れない」という事で１日６錠の薬をさらに増量してほしい，と求められるのです。

抗精神病薬にはジスキネジアという一種のジストニアをひきおこす最悪の作用をもったものもあります。出来れば頚の筋緊張を緩める手術をしたあとには，このこむら返しを緩める薬は減量したい，あるいはなくしたいですね。しかし御本人はこの抗精神病薬，すなわち抗ジストニア薬ををやめると，こむら返しが強くなり，痛みで眠れないので，薬を増量してほしいと求めるような性格なのです。

このジレンマをどう解決するか。ジストニア治療上の大きなテーマなのですね。まずは頚と体の間の捻れを整形外科的にもう１～２回緩め，痙攣を充分に少なくしながら，並行して，抗痙攣剤を極力少なく，あるいは必要としないまでに少なくする道を探らなければなりません。ジストニア治療上の大きな問題のようではあります。あとは広背筋を切る手術がありますね。

ともあれ全体的に見る限り，捻転頚部ジストニアに対する整形外科手術は，大きく，きわめて捻れを除くのに有効である，ととらえられましょう。

残された頚と体幹のジストニアをもう少しさらに徹底してとり除いてみよう，と思います。

明日，５回目の痙縮コントロール整形外科手術を左の頚におこなう予定です。右側の，胸鎖乳突筋の中枢腱と末梢腱をさらに切り離し，右に頚を倒すジストニア筋を弱めます。その上で，更に坑精神薬を減らします。

ジストニアの筋，胸鎖乳突筋のねばり強さは，本当に頑固ですね。でも，一つ一つ丁寧に整形外科手術で治していけるようです。最終的には中止するのです。

整形外科選択的緊張抑制手術でジストニアを治す

まず初めに私たちは筋肉の働きに差を利用して，筋の動きの異常を治そうとしています。

私たちは多くの筋の性格を注意深く観察する中で，次のような大変興味深い観察をしてきました。アメリカのキャンベルという整形外科の教科書に，松尾のこの差を利用した脳性麻痺の痙性のコントロール手術についての称賛の言葉をいただいています。

「人の関節には固く緊張しやすい，２つ以上の関節をまたぐ腱の多い多関節筋と，柔らかく１つの関節だけにまたがり抗重力筋である単関節筋とが共存しています。多関節筋は荒々しく，大きく，しかも方向性は定まり切れず，野生の筋で，腱を含む量が多く，硬く，一方，単関節筋は人にふっくらと多く育っている人特有の柔らかい抗重力筋で，腱成分は少なく，抗重力筋的な方向性を持った筋になります。腱は少なく，人特有の柔らかさを持った筋なのですね」

この２つの筋群の動きの差を利用した手術が，今後，ジストニアの治療に使われる整形外科的選択的ジストニアコントロール手術の最も根幹になる所です。脳性麻痺ではあらゆる全身の緊張はきれいに除く事が100％可能になっています。是非これだけはしっかり覚えててください。さあ，ジストニア，固い，早い，不随意な，奇妙な動きがとれて，ふっくらとした，やわらかい人特有の美しい動きが出てきますよ。頚とか，体幹とか，指とか，足とか，全身とか局所の整形外科の手術で面白いように治っていくのです。あと１本だけでしょうか？

ジストニアに苦しんでおられる方へ

整形外科手術に関心のある方は，お問い合わせでご連絡ください。手，足，体幹，頚など局所だけ，筋肉の腱部分を切るだけで治していきます。脳の手術は行いません（「ジストニアの手術」をご参照ください）

さて，もう１人のジストニアの頚の手術例を紹介します。

頚のアテトーゼ不随意運動の治療（脳性麻痺選択的アテトーゼコントロール手術）

私のジストニア患者さんとの出会いは，全身にアテトーゼの動きを持った脳性麻痺のアテトーゼ患者さんに始まります。不随意に動くアテトーゼ筋性斜頸を持った患者さんも全身の関節のアテトーゼ運動を持った患者さんとともに，私の身のまわりに沢山おりました。アテトーゼはジストニアの一種です。こどものときに，脳の神経が血液の病気に壊されて全身が不随意に動く，アテトーゼといわれる辛い病気です。

この不随意な動きをする病気は，なかなか治りにくい病気でしたが，筋肉の特性を理解した治療手技で，この不随意運動が初めて柔らかくふっくらとスタイルよくなおるようになったのです。全身のジストニアの動きが，美しくやわらかくきれいに治っていったのです。約40年程昔の話です。脳性麻痺の整形外科治療が一気に花開いたのです。特に，アテトーゼといわれる一種のジストニアの不随意運動は見事に良くなるようになったのです。これが整形外科的選択

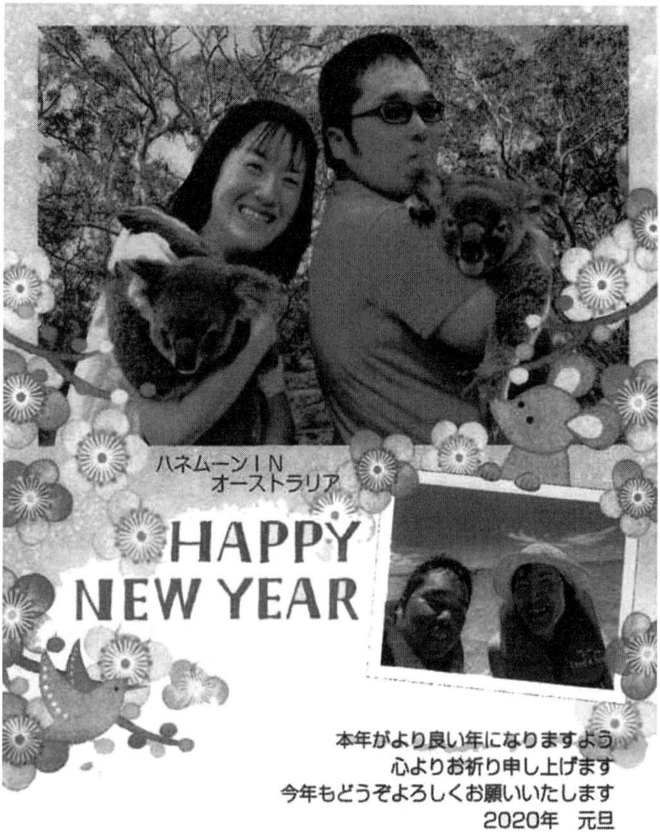
ハネムーンＩＮ
オーストラリア
HAPPY
NEW YEAR
本年がより良い年になりますよう
心よりお祈り申し上げます
今年もどうぞよろしくお願いいたします
2020年　元旦

写真２―６

的痙性コントロール手術と呼ばれる整形外科の治療法でした。不随意な動きを治す画期的な手術法でした。勿論，痙性という固い動きをとり去る素晴らしい手術でしたが，同時にアテトーゼ（ジストニアも同意義）も，この方法でよくなる画期的な手技だったのです。元気を出して生きましょう。結構むつかしい治療でした……。よくなる可能性を充分持ってます。このジストニア治療の経験は私の頭脳と手足に覚えられております。二度と同じ事をやってはなりません。完治をねらうのです。次には悪い方の広背筋の切離を考えてみましょう。こうして御本人は２ヵ月入院治療の後全身の回旋ジストニアの方は快方に向かったのです。広島に帰っていかれました。その後どうなってるでしょうか。こ

写真２—６
「命の恩人松尾先生
おすこやかに新春をお迎えのことと存じます。お陰様で首の痛みも和らぎ夫婦仲良く過ごしております。先生のご健康をお祈り申し上げげます」
正月のオーストラリア旅行時の写真です。

手術
①　頚椎椎間板手術を施工。
②　４年前に頚椎三椎間固定術施工。同時にやりました。
③　術後不安定症がありました。痛みが残りました。再固定手術を施行。現在，再固定術をおこない術後３年不安定性なし。
④　今年の正月の話です（2020年）。

松尾
１）椎間板手術，異常なし。これまで不良例なし。
２）三椎間固定術，失敗なし。これまで不良例なし。
１）２）の手術は同時施工です。　お二人のペアは良好です。

の写真の二人の若いペアの方は４椎体固定術＋頚椎解離術を施行したお二人です。７年前です。進行性ではなく，順調に日々を過ごしておられます。頚のところが悪くならないように祈ってます。術後３～４年経過しています。今年の正月の写真です。薬はいらなくなってます。女性の方に手術をおこなってます。

松 尾　隆（まつお たかし）
整形外科学歴：昭和 37 年，九州大学医学部卒業。
免許等：昭和 58 年，日本整形外科学会認定医。
学　位：昭和 45 年，医学博士。
職　歴：昭和 38 年，佐賀県立病院整形外科。
昭和 40 年，国立身体障害者リハビリテーションセンター整形外科。
昭和 40 年，宮崎整肢学園整形外科。
昭和 42 年，北九州市立足立学園整形外科。
昭和 45 年，九州大学医学部整形外科文部教官。
昭和 50 年，講師。
昭和 53 年，福岡県立粕屋新光園 園長。
平成 14 年，南多摩整形外科　理事長・院長。
平成 17 年，南多摩整形外科，前理事長，前院長。
平成 17 年，福岡県立粕屋新光園名誉院長。
教育職：元臨床教授，九州大学医学部整形外科
元非常勤講師，福岡大学医学部整形外科

脳性麻痺とジストニア ―― 整形外科的選択的痙性コントロール手術――

2020 年　5 月 20 日 第 1 版第 1 刷印刷 ©
2020 年　6 月 10 日 第 1 版第 1 刷発行

著　者　　松 尾　隆
発行者　　千 田　顯 史

〒113 - 0033 東京都文京区本郷 4 丁目17 - 2
発行所　（株）創風社　電話（03）3818 - 4161　FAX（03）3818 - 4173
振替 00120 - 1 - 129648
http://www.soufusha.co.jp

落丁本 ・ 乱丁本はおとりかえいたします　　印刷・製本　協友印刷

ISBN978－4－ 88352－263－7

松尾　隆（元・九州大学医学部臨床教授，前・南多摩整形外科病院長）著

脳性麻痺相談室

A5 判並製　240 頁　本体 1800 円　ISBN4-88352-067-6　2002 年

目　次

Takashi Matsuo, M. D. Chief of Staff Shinkoen Handicapped Children's Hospital

CEREBRAL PALSY:

Spasticity-Control and Orthopaedics

——An introduction to Orthpaedics Selective Spasticity-control Surgery (OSSCS) ——

英語版・脳性麻痺の整形外科的治療

松尾 隆（元・九州大学医学部臨床教授）

A5 判上製 448 頁 本体 1 万 5000 円

ISBN4-88352-021-8 C3047

CONTENTS